Guntram Fischer

Erlöse optimieren – Kosten reduzieren

Aus der Reihe: Die Arztpraxis

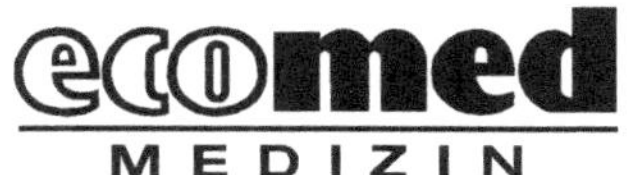

Bibliografische Informationen der Deutschen Nationalbibliothek

Die Deutsche Nationalbibliothek verzeichnet diese Publikation in der Deutschen Nationalbibliografie; detaillierte bibliografische Daten sind im Internet über <http://www.dnb.de> abrufbar.

Bei der Herstellung des Werkes haben wir uns zukunftsbewusst für umweltverträgliche und wiederverwertbare Materialien entschieden.

Bezeichnungen mit Bezug auf Personen beziehen jeweils alle Geschlechter ein bzw. sind geschlechtsunabhängig zu sehen.

ISBN 978-3-609-10436-2

E-Mail: kundenservice@ecomed-storck.de

Telefon: 089/2183-7922
Telefax: 089/2183-7620

1. Auflage 2021

www.ecomed-storck.de

Druck: CPI Books, Leck

Vorwort

Liebe Leserinnen, liebe Leser,

niedergelassene Ärztinnen und Ärzte arbeiten in ihren Praxen, unabhängig davon, ob es sich um eine Einzelpraxis oder ein großes Medizinisches Versorgungszentrum (MVZ) mit mehreren Filialen handelt, als Unternehmerinnen und Unternehmer in einem besonderen Marktsegment, dem deutschen Gesundheitsmarkt.

Im deutschen Gesundheitswesen sind die normalen Marktmechanismen von Angebot und Nachfrage nicht wirksam. Es handelt sich um ein Konstrukt, welches seine gesetzlichen Grundlagen im Fünften Sozialgesetzbuch (Titel: Gesetzliche Krankenversicherung) hat und einer extremen Reglementierung unterliegt. Erschwerend kommt hinzu, dass sich die gesetzlichen Rahmenbedingungen laufend verändern und es für die in der Patientenversorgung Tätigen schwierig bis unmöglich ist, den Überblick über aktuell geltende Regelungen und Vorschriften zu behalten.

Insofern ist die Tätigkeit als Praxis auch kein freies Unternehmertum, aber immer noch als Freiberuflichkeit deklariert.

Trotz der Schwierigkeit, in diesem sich andauernd ändernden gesetzlichen Umfeld den Überblick zu behalten, wollte ich eine Bestandsaufnahme über die verschiedenen Möglichkeiten einer Teilnahme an diesem System unter betriebswirtschaftlichen Gesichtspunkten machen. Der Hintergrund liegt in meiner eigenen langjährigen niedergelassenen Tätigkeit als Anästhesist und meiner an der Hochschule Neu-Ulm erworbenen betriebswirtschaftlichen Zusatzqualifikation als MBA, die ich als Berater im Gesundheitswesen versuche, für meine Kolleginnen und Kollegen nutzbringend einzusetzen.

Dieses Buch soll den Leserinnen und Lesern einen Überblick über die vielfältigen Möglichkeiten der Berufsausübung in oder trotz der Niederlassung und einen Blick über den Tellerrand der eigenen Praxis hinaus verschaffen.

Wirtschaften bedeutet, einen sinnvollen Umgang mit den vorhandenen Ressourcen sowie Verschwendung zu vermeiden, mit dem Ziel, durch die eigene Tätigkeit Erträge zu erwirtschaften.

Jede selbständig niedergelassene Ärztin und jeder selbständig tätige Arzt nimmt ein finanzielles Risiko auf sich. Dies kann durch die Investitionen in eine Praxisübernahme, eines Praxisanteils oder durch die Neugründung einer Praxis ausgelöst sein. Im Unternehmen Arztpraxis entstehen Kosten (Mieten, Personal, Verbrauchsmaterial), die durch die Einnahmen aus der niedergelassenen ärztlichen Tätigkeit überkompensiert werden müssen, da kein Mensch gerne „umsonst" arbeitet. Auch fallen, im Vergleich zu einer Tätigkeit als Angestellter, die Arbeitgeberanteile in die Sozialversicherungen (Kranken-, Renten- und Pflegeversicherung) weg. Und hinter den Praxen stehen Familien, für die ein auskömmlicher Lebensstandard erwirtschaftet werden muss.

Um im System der Niederlassung und des KV-Rechts sinnvoll „mitspielen" zu können, müssen allen Beteiligten die dabei geltenden „Spielregeln" bekannt sein.

Zusätzlich ist eine detaillierte Kenntnis der eigenen Praxisstruktur, deren Stärken und Schwächen sowie deren Entwicklungspotenziale notwendig. Es lohnt sich, ab und an aus dem Hamsterrad auszusteigen und sich die Zeit zu nehmen, eine selbstkritische Bestandsaufnahme zu machen: Was habe ich bislang erreicht, wo möchte ich (z. B. in den nächsten 5 Jahren) hin und welche Maßnahmen sind zu ergreifen, um dies umzusetzen?

Spätestens, wenn alle Möglichkeiten in der Praxistätigkeit ausgeschöpft sind, lohnt sich der Blick darüber hinaus in andere Tätigkeitsbereiche, die einen positiven Beitrag zum (Praxis-) Umsatz und damit auch zum Gewinn leisten können. Hier können auch weitere Standbeine innerhalb und außerhalb der Zulassung interessant sein.

Möglicherweise finden Sie für sich und Ihre (Praxis-) Struktur noch interessante Ansätze, die sich lohnen, weiterverfolgt zu werden.

Über Anregungen und konstruktive Kritik freue ich mich immer – das Lernen hört nie auf!

Ganz ehrlich gesagt: Ich tue mich mit korrekten geschlechtergerechten Formulierungen in meinen Texten schwer. Daher bitte ich um Nachsicht, wenn ich aus Gründen der Lesbarkeit die männliche Ausdrucksform verwende – es gilt natürlich auch für Personen weiblichen und diversen Geschlechts.

Maierhöfen, im Februar 2021

Dr. Guntram Fischer

Inhaltsverzeichnis

1 Optimierungen innerhalb der KV-Praxis

1.1 Informationen aus dem Honorarbescheid sinnvoll nutzen

Der quartalsweise zugestellte Honorarbescheid ist eine wichtige und interessante Quelle über das (von der zuständigen KV festgestellte) Leistungsvolumen der Praxis – und damit sind diese Informationen zur wirtschaftlichen Steuerung nutzbar.

Die Honorarbescheide bestehen aus mehreren Abschnitten, welche eine differenzierte Darstellung des Leistungsgeschehens der Praxis im Bereich der gesetzlich krankenversicherten Patienten bieten.

So findet sich darin, neben der **Honorarzusammenstellung** als Übersicht, eine für jeden Leistungserbringer nach LANR[1] zugeordnete Honorarzusammenstellung, die Auskunft darüber gibt, aus welchen Anteilen im budgetierten und freien Bereich sich das Honorar zusammensetzt.

In der **Richtigstellungsmitteilung** werden die seitens der KV korrigierten Leistungspositionen im Einzelnen aufgeführt, inklusive der durch die KV vorgenommenen Abzüge bzw. automatischen Zusätze aufgeschlüsselt. Damit kann indirekt überprüft werden, wie gut die Erfassung der erbrachten Leistungen und die korrekte Zuordnung durch die damit betrauten Mitarbeiterinnen der Praxis funktioniert.

Abweichungen zwischen angefordertem und ausgezahltem Leistungsvolumen im Richtigstellungsbescheid von mehr als 3 % sollten zu einer Überprüfung der internen Abläufe führen.

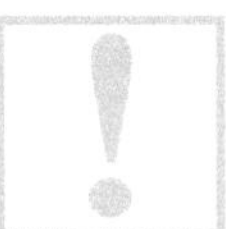

1 LANR = lebenslange Arztnummer

Sogar die **GKV-Honorare nach einzelnen Gebührenordnungspositionen** (GOP) werden separat aufgelistet und die Berechnungen des Regelleistungsvolumens (RLV) und des qualifikationsgebundenen Zusatzvolumens (QZV) werden detailliert dargestellt. Auch die Zusammensetzung der behandelten Patienten nach Alterskohorten und ggf. die Fallzahlzuwachsbegrenzungen können diesen Aufstellungen entnommen werden.

Alle diese Informationen geben ein detailliertes Bild über das Leistungsgeschehen in der Praxis. Die Gefahr besteht eher darin, dass aufgrund der Fülle an Daten und Informationen die Übersicht über relevante Daten verloren geht.

Die Reihenfolge und Darstellung der Abrechnungsdaten unterscheidet sich zwischen den einzelnen KVen.

Eine Besonderheit bietet in diesem Zusammenhang die KV Baden-Württemberg, die dem aktuellen Honorarbescheid ein Kennzahlendatenblatt voranstellt, aus dem die Honorar- und Fallzahlentwicklung für das jeweilige Quartal und jeweils 4 Vorquartalen in übersichtlicher Form und zusätzlich graphisch aufbereitet als „Schnellübersicht" mitgeliefert wird.

So kann ein Honorarbescheid aus folgenden Anlagen[1] bestehen:

- Honorarzusammenstellung:
  eine zusammenfassende Übersicht über das gesamte Honorar der Praxis und (bei mehreren Leistungserbringern: Einzeldarstellung nach LANR und Betriebsstätten, falls mehrere vorhanden sind)
- Honorarbescheid:
  Honorar aus aktuellem Quartal, ggf. mit Nachberechnungen aus Vorquartalen abzüglich der Verwaltungskosten, der geleisteten Abschlagszahlungen und sonstigen Abzügen
- Honorarzusammenstellung Notfalldienst

[1] Diese beispielhafte Auflistung orientiert sich an der Struktur eines Honorarbescheides der KV BW und kann Landes-KV-spezifisch abweichen.

- Honorarzusammenstellung mit Ausweisung der einzelnen Gebührenordnungspositionen (GOP) nach Einheitlichem Bewertungsmaßstab (EBM), deren Häufigkeiten und dem sich daraus ergebenden ausgezahlten Honorar. Dies wird getrennt für GKV-Versicherte und besondere Kostenträger[1] aufgelistet.
- Berechnung zur Höhe des Regelleistungsvolumens in einer Gesamtübersicht für die Praxis und Einzelberechnungen nach LANR
- Abrechnungsnachweis Regelleistungsvolumen, qualifikationsgebundenes Zusatzvolumen, BAG-Zuschlag
- Richtigstellungsbescheid mit Ab- und Zuschlägen, die beim Abrechnungslauf seitens der KV festgestellt wurden
- Berechnung des Wirtschaftlichkeitsbonus
- Berechnung zur Schmerztherapie
- Nachweis über Korrekturen im Honorarbescheid
- Anlage Honorarbescheid Notfalldienst
- optional: Frühinformation Arzneimittel
- optional: Kennzahlenblatt

Die Honorarzusammenstellung bietet als Zusammenfassung eine Darstellung der abgerechneten Fälle, sortiert nach GKV und sonstigen Kostenträgern, mit dem erwirtschafteten Gesamthonorar und den in Ansatz gebrachten Abzügen und der daraus resultierenden Gutschrift in €. Daraus lassen sich durchschnittliche Fallwerte errechnen und Abweichungen zu den Vorquartalen feststellen.

Darauf folgt eine Honorarzusammenstellung nach Leistungsarten – und hier wird es schon interessanter:

- Obergrenze (RLV/QZV) mit anerkannten, überschrittenen und gesamt vergüteten Anteilen
- Laborleistungen
- Pauschalen (z. B. Pauschale für die fachärztliche Gesamtvergütung)

---

[1] Bundespolizei, Bundeswehr, Postbeamtenkrankenkasse A, Sozialämter, Asylbewerber, Auslandsabkommen, Feuerwehr usw.

- Kostenpauschalen (Kap. 40 EBM)
- freie Leistungen innerhalb der morbiditätsbedingten Gesamtvergütung (MGV)
- Einzelleistungsvergütungen

Da sich das Gesamthonorar je nach Fachbereich aus mehreren Leistungsarten zusammensetzt, ist die Analyse dieser Honorarbestandteile sehr aufschlussreich.

Gerade die Information, in welchem Umfang die Praxis Leistungen in der MGV bzw. freie Leistungen erbringt und ob das RLV vollumfänglich ausgeschöpft bzw. soweit überschritten ist, dass es zu Abstaffelungen kommt, ist für die zukünftige Steuerung des Leistungsgeschehens relevant.

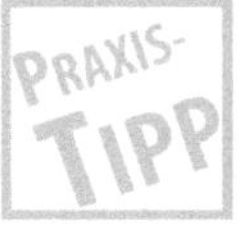

Der Honorarbescheid bietet ein differenziertes Bild des Leistungsgeschehens der Praxis und sollte umgehend nach Erhalt kritisch durchgesehen werden. Idealerweise werden die wesentlichen Kennzahlen ermittelt und in einer Zeitreihendarstellung visualisiert, um Veränderungen und Tendenzen zu erfassen. Beachten Sie unbedingt die Fristen für Widersprüche, die meist bei 30 Tagen nach Zugang liegen, bevor der Honorarbescheid rechtsgültig wird und spätere Korrekturen nicht mehr möglich sind.

1.1.1 Regelleistungsvolumen (RLV)

In der Rubrik „Regelleistungsvolumen und QZV" werden die budgetierten Leistungen und damit die Bereiche dargestellt, die möglicherweise nur abgestaffelt (bei Überschreitung von Obergrenzen) vergütet werden. Hieraus lässt sich entnehmen, ob eine Praxis noch sinnvoll eine Leistungssteigerung innerhalb des Praxisbudgets erbringen kann oder ob zusätzliche Leistungen nur noch abgestaffelt und somit aus Sicht der Praxis nur unwirtschaftlich zu erbringen sind.

Aus der Berechnung des RLV lassen sich entnehmen:

- der RLV-Fallwert der Arztgruppe als Vergleichsgröße,
- die Fallzahlzuwachsbegrenzungsregelung (falls zutreffend),
- der arztindividuelle Anpassungsfaktor nach Altersklassen und der daraus resultierende arztindividuelle Fallwert. (Damit wird die Fallzahl multipliziert und ergibt einen Eurobetrag).

Überschreitet die Fallzahl die Obergrenze des RLV, dann werden die überschreitenden Fälle abgestaffelt vergütet (z. B. nur mit dem hälftigen Fallwert). Diese Grenzwerte sind KV-spezifisch. So tritt in Bayern bei Überschreitungen ab 200 % und in Baden-Württemberg ab 150 % eine Abstaffelung ein.

Optimierungsmöglichkeiten sind im budgetierten Bereich durch KV-Zuschläge aufgrund von „Kooperationsgrad" und qualifikationsgebundener Zusatzvolumen (QZV) möglich.

Über den Kooperationsgrad unterstützen die KVen ärztliche Kooperationen, z. B. in Form von Gemeinschaftspraxen oder anderen Berufsausübungsgesellschaften. Diese Zuschläge können das praxisspezifische RLV um bis zu 40 % erhöhen. Gerade für Praxen, die den größten Honoraranteil über die MGV erwirtschaften, sind solche Zuschläge relevant.

1.1.2 Qualifikationsgebundenes Zusatzvolumen

Das qualifikationsgebundene Zusatzvolumen (QZV) taucht in Honorarabrechnungen bei der Berechnung des Praxisbudgets als Zusatz zum Regelleistungsvolumen auf.

Über das QZV werden besondere Qualifikationen der Ärztinnen und Ärzte vergütet, die allerdings im Vorfeld bei der KV beantragt und durch diese genehmigt werden müssen. Dazu gehören beispielsweise Ultraschalluntersuchungen (Sonographie) oder psychosomatische Grundversorgung. Welches QZV für die Praxis in Frage kommt, hängt von der Fachrichtung der Praxis und den spezifischen Regelungen der zuständigen kassenärztlichen Vereinigung ab.

Tab. 1: Qualifikationsgebundenes Zusatzvolumen der **KV Bayern** für Fachärzte für Allgemeinmedizin, Praktische Ärzte und Fachärzte für Innere Medizin, die an der hausärztlichen Versorgung teilnehmen

Leistungsbereich	Gebührenordnungspositionen des EBM
Akupunktur	30790, 30791
Allergologie	30100, 30110, 30111, 30120, 30121, 30122, 30123
Behandlung des diabetischen Fußes	02311
Behandlung von Hämorrhoiden	30610, 30611
Chirotherapie	30200, 30201
Ergometrie	03321
Hyposensibilisierungsbehandlung	30130, 30131
Kardiorespiratorische Polygraphie	30900
Kleinchirurgie	02300, 02301, 02302, 02310
Langzeit-Blutdruckmessung	03324
Langzeit-EKG	03241, 03322
Phlebologie	30500, 30501
Physikalische Therapie	30400, 30401, 30402, 30410, 30411, 30420, 30421
Proktologie Hausärzte	03331, 30600, 30601
Psychosomatische Grundversorgung, Übende Verfahren	35100, 35110, 35111, 35112, 35113, 35120
Richtlinienpsychotherapie I, probatorische Sitzung	35130, 35131, 35140, 35141, 35142, 35150
Schmerztherapeutische spezielle Behandlung	30710, 30712, 30720, 30721, 30722, 30723, 30724, 30730, 30731, 30740, 30750, 30751, 30760
Sonographie Ia	33010, 33011, 33012, 33042, 33043, 33044, 33046, 33050, 33052, 33080, 33081, 33090, 33091, 33092
Sonographie III Hausärzte	33060, 33061, 33062
Spirometrie	03330
Besondere Inanspruchnahme	01100, 01101, 01102

Quelle: https://www.kvb.de/fileadmin/kvb/dokumente/Praxis/Infomaterial/AbrechnungHonorar/KVB-Broschure-Erlaeuterungen-HVM-2020-QZV.pdf

Tab. 2: Qualifikationsgebundenes Zusatzvolumen der **KV Baden-Württemberg** für das Quartal 3/2020

Arztgruppe	Qualifikationsgebundenes Zusatzvolumen	Gebührenordnungsposition	QZV-Fallwert/ QZV-Quote 3/2020
Fachärzte für Innere und Allgemeinmedizin, Allgemeinmedizin, Praktische Ärzte, Fachärzte für Innere Medizin, die dem hausärztlichen Versorgungsbereich angehören	Allergologie (Zusatzbezeichnung)	30100, 30110, 30111, 30120, 30121, 30122, 30123, 30130, 30131	1,19 €
	Behandlung des diabetischen Fußes	02311	0,24 €
	Chirotherapie	30200, 30201	0,71 €
	Psychosomatische Grundversorgung, Übende Verfahren	35100, 35110, 35111, 35113, 35120	2,70 €
	Sonographie I	33010, 33011, 33012, 33041, 33042, 33043, 33044, 33050, 33051, 33052, 33080, 33081, 33090, 33091, 33092	0,85 €
	Sonographie III	33060, 33061, 33062	0,29 €
Fachärzte für Kinder- und Jugendmedizin	Psychosomatische Grundversorgung, Übende Verfahren	35100, 35110, 35111, 35113, 35120	0,50 €
	Sonographie I	33010, 33011, 33012, 33041, 33042, 33043, 33044, 33050, 33051, 33052, 33080, 33081, 33090, 33091, 33092	0,32 €
	Sonographie II	33020, 33021, 33022, 33023, 33030, 33031, 33040	0,33 €
Fachärzte für Anästhesiologie	Psychosomatische Grundversorgung, Übende Verfahren	35100, 35110, 35111, 35113, 35120	3,71 €
Fachärzte für Augenheilkunde	Psychosomatische Grundversorgung, Übende Verfahren	35100, 35110, 35111, 35113, 35120	0,59 €

Quelle: https://www.kvbawue.de/praxis/abrechnung-honorar/arzthonorare/qzv/

Die KVen veröffentlichen auf ihren Internetseiten regelmäßig die für das jeweilige Abrechnungsquartal geltenden QZV-Zuschläge. Empfehlenswert ist ein regelmäßiger Blick in die Veröffentlichungen der jeweiligen KV, welche Leistungen im QZV aufgelistet werden und nach Möglichkeit deren Beantragung für die eigene Praxis oder auch der Erwerb der zusätzlichen Qualifikation.

Als Beispiele sind in *Tabelle 1* die QZV-Leistungen der KV Bayerns für Allgemeinmediziner dargestellt und in *Tabelle 2* die QVZ-Aufstellung der KV Baden-Württemberg.

Diese beiden Beispiele zeigen auf, dass aufgrund der unterschiedlichen Honorarverteilungsmaßstäbe (HVM) der einzelnen KVen auch unterschiedliche QZV-Kataloge existieren.

Dazu kommt auch eine abweichende QZV-Berechnung: Während in Baden-Württemberg der QZV-Aufschlag pauschal auf alle abgerechneten Fälle gewährt wird, begrenzt die KV Bayern diese Zuschläge auf die tatsächlichen Leistungsfälle, bei denen die Zusatzqualifikation angesetzt wurde.

Das bedeutet konkret: In Baden-Württemberg wird das QZV jedem abgerechneten Fall zugeschlagen und erhöht damit alle Fallwerte, während in Bayern nur die einzelnen Fälle, bei denen die zusätzliche Qualifikation eingesetzt wird, höher bewertet werden.

Dies führt zu einer scheinbaren Verwirrung. Da (bis auf wenige Ausnahmefälle) die Praxis innerhalb eines HVM der zuständigen KV abrechnet, bedeutet dies für die eigene Praxis jedoch nur die regelmäßige Überprüfung, ob sämtliche QZV-fähigen Leistungen für die Praxis auch beantragt wurden.

Dies ist besonders in größeren Praxen/MVZ mit mehreren Leistungserbringern der Fall und dann wichtig, wenn es zu einem Wechsel in der ärztlichen Mitarbeiterschaft kommt. Denn die QZV sind auf den jeweiligen Leistungserbringer individualisiert und müssen bei personellen Veränderungen durch ärztliche Neueintritte oder Austritte neu beantragt werden.

Entsprechende Anträge finden Sie auf den Internetseiten ihrer KV. Selbstverständlich helfen Ihnen die Beraterinnen und Berater der zuständigen KV hier weiter.

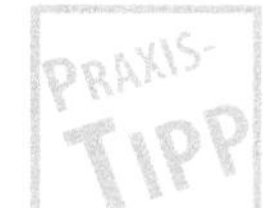

Es lohnt sich, eine regelmäßige Überprüfung in der eigenen Praxis durchzuführen, ob alle QZV-Möglichkeiten ausgeschöpft bzw. vorliegende Qualifikationen beantragt und genehmigt sind. Denn alle Zuschläge, welche aus Kooperationen und individuellen Qualifikationen resultieren, stellen Steigerungsmöglichkeiten innerhalb des budgetierten Honorarbereichs dar.

Das budgetierte Leistungsvolumen stellt somit die Summe aus RLV, QZV und Kooperationszuschlägen dar.

Die Budgetierung der Praxen wurde im Rahmen der Kostendämpfungsmaßnahmen im Gesundheitswesen eingeführt, um Leistungs- und damit Kostensteigerungen im ambulanten Bereich zu begrenzen. Diesen gesetzgeberischen Eingriff haben die KVen im Rahmen der jeweiligen Honorarverteilungsmaßstäbe (HVM) umzusetzen.

1.1.3 „Freie Leistungen"

Die freien Leistungen sind, wie grundsätzlich alle Leistungen, die aus der morbiditätsbedingten Gesamtvergütung (MGV) bezahlt werden, begrenzt.

Überschreitet die Honoraranforderung der Ärzte einer Arztgruppe die innerhalb ihres Arztgruppentopfes für diese spezifischen Leistungen reservierte Geldmenge, werden auch „freie" Leistungen quotiert vergütet.

Tab. 3: Freie Leistungen der KVBW für das Q3/2020

Arztgruppe	Freie Leistung 3/2020	Gebührenordnungsposition
Fachärzte für Innere und Allgemeinmedizin, Allgemeinmedizin, Praktische Ärzte, Fachärzte für Innere Medizin, die dem hausärztlichen Versorgungsbereich angehören	Akupunktur	30790, 30791
	Kleinchirurgie[1]	02300, 02301, 02302, 02310
	Langzeit-EKG[1]	03241, 03322, 01600, 01601, 01602
	Phlebologie[1]	30500, 30501
	Proktologie[1]	03331, 30600, 30601, 30610, 30611
	Richtlinienpsychotherapie[1]	35130, 35131, 35140, 35141, 35142, 35150
	Sonographie II[1,2]	33020, 33021, 33022, 33070, 33071, 33072, 33073, 33074, 33075
	Teilradiologie[1,2]	34210, 34211, 34212, 34220, 34221, 34222, 34223, 34230, 34231, 34232, 34233, 34234, 34235, 34236, 34237, 34238, 34240, 34241, 34242, 34243, 34244, 34245, 34246, 34247, 34248, 34250, 34251, 34252, 34255, 34256, 34257, 34260, 34270, 34271, 34272, 34273, 34280, 34281, 34282
	Ärztlich angeordnete Hilfeleistungen durch nicht-ärztliche Praxisassistenten	03060, 03061, 03062, 03063, 03064, 03065

1 Mindestquote in Höhe von 80 %,
2 betrifft nur Ärzte mit Sondergenehmigung
Quelle: https://www.kvbawue.de/praxis/abrechnung-honorar/arzthonorare/freie-leistungen/

1.1.4 Leistungen außerhalb der morbiditätsbedingten Gesamtvergütung

Unter den „Leistungen außerhalb der MGV" werden alle nichtbudgetierten Leistungen zusammengefasst, also Leistungen, die unbegrenzt und 1:1 vergütet werden. Dieser Honorarbereich ist nur teilweise oder gar nicht begrenzt.

Dabei handelt es sich um Leistungen, Leistungsarten und Kostenerstattungen, die außerhalb des RLV oder QZV und somit unbudgetiert vergütet werden:

- Einzelleistungen
- sog. freie Leistungen innerhalb der MGV, jedoch außerhalb von RLV und QZV
- Vorwegabzüge
- besonders geförderte Leistungen und Strukturen

Tab. 4: Leistungen außerhalb der MGV

• Leistungen/Belegleistungen nach § 115b SGB V • Ambulantes Operieren • Prävention • Dialyse-Kostenpauschalen • Psychotherapie (35.2 EBM aller Arztgruppen 35150 EBM von in § 87b Abs. 2 S. 4 SGB V genannten Arztgruppen) • DMP • Strahlentherapie • Nephrologische Leistungen der Abschnitte 13.3.6 EBM und 4.5.4 EBM • Belegärztliche Leistungen • Substitution • PFG-Zuschlag (Pauschale für die Fachärztliche Grundversorgung) • Regional vereinbarte Leistungen • Vergütung von nicht-ärztlichen Praxisassistenten (GOP 03060. 03062, 03063 EBM) • Sozialpädiatrie (GOP 04356 EBM) • Ambulante Spezialärztliche Versorgung (ASV) gem. § 116b SGB V • Humangenetische Leistungen (GOP 11449 und 11514, Abschn. 19.4.2 und 19.4.4 EBM)
Quelle: KVBW Honorarsystematik Q3/2016, eigene Darstellung

Das Verhältnis der Volumina zwischen Leistungen innerhalb und außerhalb der MGV hängt auch stark von der jeweiligen Facharztgruppe ab: So werden allgemeinmedizinische Praxen den größten Honoraranteil im budgetierten (MGV-) Bereich erwirtschaften, während sich dies bei operativ oder invasiv tätigen Praxen deutlich in den Bereich der Einzelleistungsvergütungen (ambulantes Operieren s. o.) verschieben kann.

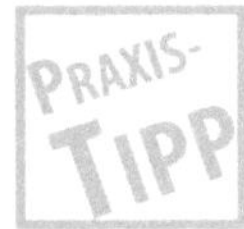

Schon die Analyse des Verhältnisses zwischen RLV-QZV sowie freien Leistungen und Leistungen außerhalb der MGV gibt wertvolle Hinweise darauf, in welchen Bereichen eine mögliche Leistungssteigerung der Praxis sich auch in finanziellen Vorteilen niederschlägt.

Um den Informationsgehalt mit seinen Anlagen sinnvoll als Instrument für die Praxisführung zu nutzen, empfiehlt sich eine strukturierte Auswertung des Honorarbescheides und auch eine Darstellung der Ergebnisse im Zeitverlauf, um Veränderungen und Tendenzen zu erfassen oder auch bereits durchgeführte Veränderungen in ihrer Honorarwirksamkeit zu überprüfen.

Entscheidende Größen im Honorarbescheid sind:

- Die **Scheinzahl und die Fallwertentwicklung** und deren Auswirkung auf das Gesamthonorar.
- Der **nicht vergütete Honoraranteil** ist die Differenz zwischen dem angeforderten und dem von der KV vergüteten Honorar. Daraus ergeben sich Hinweise auf die Qualität der eigenen Honorarabrechnung. Je geringer die Quote aus angefordertem und vergütetem Honorar ist, desto exakter wird entsprechend den Vorgaben der KV abgerechnet. Dies wiederum erlaubt bereits eine realistische Abschätzung der Vergütungshöhe für das aktuelle Quartal und hat damit Auswirkungen auf die Liquiditätsplanung.
- Analyse der **Richtigstellungsmitteilung**:
  Der Richtigstellungsbescheid ist eine wertvolle Quelle, um strukturelle Fehler in der Abrechnung der erbrachten Leistungen aufzufinden und entsprechend zu korrigieren bzw. zu beseitigen. Wichtig ist hier das Einhalten der Widerspruchsfrist, die auf 30 Tage nach Zugang des Honorarbescheides begrenzt ist.
- **Zusammensetzung des Regelleistungsvolumens:**
  Das Regelleistungsvolumen und das qualifikationsgebundene Zusatzvolumen stellen den budgetierten Bereich des Praxishonorars dar. Bei Praxen mit mehreren Ärztinnen und

Ärzten ist eine Auswertung auf jede LANR bezogen vorhanden und ermöglicht bei entsprechender Auswertung konkrete Aussagen über sinnvolle Leistungssteigerungen oder das Erreichen von Budgetgrenzen und drohenden oder stattgehabten Abstaffelungen. Auch der Abgleich der in Anspruch genommenen (genehmigten) QZVs und die regelmäßige Überprüfung der für die eigene Fachgruppe möglichen QZV kann zur Erwirtschaftung zusätzlicher Honoraranteile führen.

PRAXIS-TIPP

Die Honorarabrechnung ist auch regelmäßig darauf zu prüfen, ob es noch Steigerungspotenzial im budgetierten oder unbudgetierten Bereich gibt.

Wurden Abstaffelungsgrenzen erreicht oder traten Fallzahlzuwachsbegrenzungen ein?

Wie verhalten sich die Veränderungen in der Fachgruppe?

Zusätzlich können ggf. Regresse und Plausibilitätsprüfungen vermieden werden, wenn ein regelmäßiger Datenabgleich erfolgt. Meist geben die zuständigen Kassenärztlichen Vereinigungen auch Arzneimittel-Trendmeldungen heraus, die Abweichungen im Verordnungsverhalten anzeigen und damit Einfluss auf das praxisinterne Verordnungsverhalten nehmen sollten.

Leider sind viele niedergelassene Ärztinnen und Ärzte von dem unübersichtlichen Datenmaterial und den teilweise erratischen Tabellen des Honorarbescheides überfordert. Nur der Blick auf das Gesamthonorar, die Fallzahl, den Fallwert und das Ärgern über Abzüge aus dem Richtigstellungsbescheid ist jedoch zu kurz gegriffen! Denn der Honorarbescheid beinhaltet umfangreiche Informationen über das Leistungsgeschehen der Praxis. Dieses wertvolle Potenzial sollte konsequent genutzt werden.[1]

[1] Fischer+Rauch bietet für Praxen eine strukturierte Honorarauswertung (PraxisCheck 2.0) an, mit dem eine aufschlussreiche Übersicht über das Leistungsgeschehen der Praxis im KV-Bereich erstellt und kompetent kommentiert wird.

1.1.5 Konsequenzen aus der Analyse des Honorarbescheides

Falls nach Analyse des RLV/QZV-Anteils die Erkenntnis reift, dass dieses Potenzial ausgeschöpft ist, lohnt sich der Blick auf die Leistungen außerhalb der budgetierten Leistungen. So kann im Bereich der Allgemeinmedizin geprüft werden, ob die Teilnahme an **D**isease **M**anagement **P**rogrammen (DMP) oder der **H**ausarzt**z**entrierten **V**ersorgung (HZV) in Frage kommt.

Auch das gezielte Anbieten von Präventionsleistungen (Impfungen) mit Recall-Systemen und anderen regional vereinbarten Leistungen kann zu zusätzlichen extrabudgetären Praxisumsätzen führen.

Für operativ tätige Fachärzte ist möglicherweise der Bereich ambulantes Operieren und für konservativ Tätige die **A**mbulante **S**pezialfachärztliche **V**ersorgung (ASV) interessant.

Außerdem kann auch durch gezielte Delegation, welche extrabudgetär im Rahmen der Vergütung für **n**icht-**ä**rztliche **P**raxis**a**ssistenten (NÄPA) erfolgt, nicht nur die Patientenversorgung, sondern auch die Einnahmesituation der Praxis verbessert werden.

Die o.g. Maßnahmen stellen nur einige wenige Ansätze dar.

Kurz & knapp

Es lohnt sich, praxisintern eine regelmäßige und systematische Auswertung des Honorarbescheides durchzuführen, um entsprechend dem PDCA-Zyklus *(s. Kap. 1.6.1)* Entscheidungsgrundlagen für das Praxismanagement und die Praxisführung zu generieren. Auch kann damit im Nachgang überprüft werden, ob bereits durchgeführte Veränderungsmaßnahmen erfolgreich waren.

1.2 Kosten-Struktur-Analyse

Betrachtet man die Arztpraxis als ein Wirtschaftsunternehmen, so sind auch die für Unternehmen geeigneten Management-Werkzeuge zur Kosten-, Ertrags- und Strukturanalyse nutzbar.

Allerdings findet die unternehmerische Tätigkeit der Arztpraxen in einem stark regulierten Gesundheitsmarkt mit eigenen Regeln (Fünftes Sozialgesetzbuch, KV-Recht, EBM) und Rahmenbedingungen (Bedarfsplanung) statt.

1.2.1 Management in der Arztpraxis

Menning wies bereits 2007 in seinem sehr lesenswerten Buch[1] auf relevante Managementfaktoren zur erfolgreichen Praxisführung hin:

- **Administration und Prozessmanagement:**
  - Vor- und Nachbereitung der Behandlung
  - Einkauf und Investitionen
  - Terminmanagement
  - Abrechnungs- und Forderungsmanagement
  - Prozessverständnis und -organisation
  - Kooperationsmanagement
- **Patienten:**
  - Patientenbindung und -gewinnung
  - Umgang mit Patientenerwartungen
  - Patientenschulung und -qualifikation
  - Atmosphäre (Räume/ Service)
- **Mitarbeiter:**
  - arbeitsrechtliche Dokumentation
  - Nutzung des Mitarbeiterpotenzials
  - strategische Führung
  - Mitarbeiterplanung
  - Gewinnung und Einarbeitung neuer Mitarbeiter
  - Qualifikation und Potenzialentwicklung

---

[1] Menning, Michael (2006). Management als Erfolgsfaktor der Integrierten Versorgung – Von der Notwendigkeit als Arzt auch Unternehmer zu sein. ISBN 10: 3-8334-6531-X, S. 128 ff

- **Finanzen:**
  - Datenerfassung
  - Datenaufbereitung
  - Interpretation und Konsequenzen
  - Grundsätzliches Kostenmanagement
- **Strategie:**
  - Status-quo-Bestimmung
  - differenzierte Zukunftsbetrachtung
  - Optionen, Bewertung und Entscheidung
  - Veränderungsmanagement

Damit sind die wesentlichen Bereiche und ihre Unterthemen definiert, die ein effektives Praxismanagement ausmachen. Diese Managementfaktoren orientieren sich an dem System der Balanced Score Card nach Kaplan und Norton *(s. Kap. 1.2.3)*, die ein etabliertes Werkzeug im etablierten Unternehmensmanagement darstellen.

Im Folgenden lege ich den Fokus auf das Thema der Finanzen einer Arztpraxis und die sich aus einer systematischen und regelmäßigen Datenerfassung, transparenten Datenaufbereitung ergebende Interpretation der erhaltenen Informationen und die Ableitung von Konsequenzen, die in einem grundsätzlichen Kostenmanagement münden sollten.

1.2.2 Organisation – Struktur – Abläufe

Wesentlich ist es, neben dem Blick auf die Einnahmen, vor allem die Kosten für die erbrachten Leistungen unter Kontrolle zu behalten. Die Abläufe und die Strukturen der Praxis müssen so gestaltet werden, dass der finanzielle, organisatorische und personelle Aufwand in einem angemessenen Verhältnis zum dadurch erwirtschafteten Ertrag steht.

Die größten Kostenblöcke fallen, je nach Fachgebiet, im Bereich des Personals (Allgemeinmedizin) oder in der Technik (investiver Bereich – z.B. in der Radiologie) an. Auch fachinternistische Praxen mit invasiver Diagnostik wie Gastro- und Koloskopien,

Dialysepraxen oder ambulante Operationszentren haben, neben dem Personalaufwand und der notwendigen Qualifikation des Personals, einen hohen technischen Kostenanteil und somit erhebliche Investitionskosten im Bereich der medizinischen Geräte, deren Wartung und Reparaturen sowie der Medizinprodukte-Aufbereitung und des eingesetzten Material- und Energieaufwands.

Daher ist es unabdingbar, die kostenwirksamen Bereiche („Kostentreiber") zu kennen und für einen optimierten Einsatz an Personal, Investitionen und Verbrauchsmaterial zu sorgen.

Wie in jedem Unternehmen gilt es, grundsätzlich jede Art von Verschwendung zu vermeiden. Dies betrifft den zielgerichteten und effektiven Personaleinsatz, das Bevorraten und den Einsatz von Verbrauchsmaterial, den Energieeinsatz, die ärztliche Arbeitskraft genauso wie Investitionen und Wartung sowie Reparaturen.

Der alleinige Blick auf besonders höher vergütete Leistungen reicht dazu nicht aus. Aufgrund der Kalkulationsstruktur des EBM sind „hochwertige" EBM-Leistungen auch mit hohen Aufwendungen in den Bereichen der ärztlichen und pflegerischen Qualifikation oder mit speziellen technischen und hygienischen Voraussetzungen verbunden, wobei aufgrund der Trägheit des zugrundeliegenden Kalkulationssystems oft neue und oft höhere Anforderungen nicht entsprechend in der Bewertung berücksichtigt werden.

Erweitert man diesen Optimierungsgedanken, können ebenso bauliche Aspekte der Praxis mit einbezogen werden (sinnvolle Aufteilung der Arbeitsbereiche, um unnötige Wege zu vermeiden und optimale Arbeitsabläufe zu schaffen), wie auch der Personaleinsatz durch Delegation (MFA, NäPAs) zielgerichteter und damit kosteneffizienter eingesetzt werden.

Beispiele hierfür sind die Durchführung von Patientenschulungen durch dafür qualifizierte Mitarbeiterinnen, Hausbesuche bei chronisch Kranken durch hausärztliche Versorgungsassistentinnen (sog. VERAHs) oder auch innovative Ansätze wie der Einsatz von Physician Assistants (PA) in größeren Praxen oder deren Filialen für Anamnese und Befunderhebung.

Die innerbetriebliche Organisation mit klaren Aufgaben- und Zuständigkeitsbereichen sowie definierten Abläufen sollte für alle Mitarbeiterinnen transparent und nachvollziehbar sein. Die Schnittstellen der einzelnen Tätigkeits- und Zuständigkeitsbereiche sind klar zu definieren, damit unvollständige Leistungserbringungen oder Doppelungen und damit unnötiger Mehraufwand vermieden werden. Ein brauchbares Hilfsmittel hierfür sind Arbeitsplatzbeschreibungen und Einarbeitungspläne, die wiederum als Grundlage für die Erstellung von Anforderungsprofilen für neu einzustellende Mitarbeiterinnen dienen können. Außerdem sind bei einer Verschriftlichung solcher Unterlagen häufig schon einige zentrale Anforderungen eines Qualitätsmanagements des gemeinsamen Bundesausschusses (GBA) erfüllt.

Diese Organisationsstrukturen müssen natürlich regelmäßig überarbeitet und an geänderte Anforderungen angepasst werden.

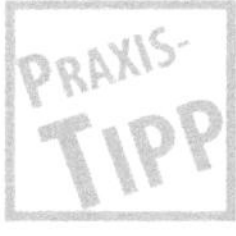

Eine regelmäßige Überprüfung der Arbeitsabläufe, der Strukturen und der organisatorischen Situation kann zur Aufdeckung von Insuffizienzen und potenziellen Fehlerquellen führen. Wichtig ist es, bei Änderungen in diesen Bereichen die Mitarbeiterinnen „mitzunehmen" und idealerweise deren Verbesserungsvorschläge einzuarbeiten.

1.2.3 Kennzahlen in der Arztpraxis

Auf der Meta-Ebene der Praxissteuerung hat sich das Arbeiten mit praxisindividuellen Kennzahlen als brauchbares Mittel etabliert.

Schon 2007 hat die Kassenärztliche Bundesvereinigung (KBV) als Erweiterung des von ihr entwickelten Qualitätsmanagementsystem QEP® ein QEP-BWA[1]-Tool zur Verfügung gestellt. Dabei handelt es sich um ein an der betriebswirtschaftlichen Auswertung (BWA) orientiertes Instrument zur Planung und Darstellung der Praxisdaten (https://www.kbv.de/qm).

So werden die Daten der betriebswirtschaftlichen Auswertung systematisch erfasst und sind damit für einen Soll-Ist-Vergleich nutzbar. Allerdings beschränkt sich dieses Tool auf eine reine Liquiditätsbetrachtung, also auf eine Darstellung der Geldflüsse und freien finanziellen Mittel.

Entsprechend der quartalsweisen Abrechnungszyklen der KV empfiehlt die KBV in ihrem QEP-BWA-Tool eine quartalsweise Erfassung der Daten. Treten Implausibilitäten oder nicht geplante Abweichungen in diesem Soll-Ist-Vergleich auf, so ist eine Analyse der Gründe dafür durchzuführen. Natürlich kann im Zweifelsfall auch eine steuerrechtliche oder betriebswirtschaftliche Beratung durch einen der hierzu befähigten Fachberufe eingeholt werden.

Durch die Nutzung der Beratungsangebote der zuständigen Kassenärztlichen Vereinigung soll auch über die dort angesiedelten betriebswirtschaftlichen Berater ein Benchmarking im Hinblick auf die Kostenstruktur der Praxis ermöglicht werden.

Praxisindividuelle Kennzahlen

Eine professionelle Praxisführung zeichnet sich auch dadurch aus, dass aus den vorhandenen Daten praxisindividuelle Kennzahlen ermittelt werden. Diese medizin-ökonomischen Daten sollen das Praxismanagement bei Entscheidungen unterstützen und sind somit ein Werkzeug der Unternehmensführung.

Allerdings haben Kennzahlensysteme auch Grenzen, denn der Informationsgrad und damit der Wahrheitsgehalt einer Kennzahl wird durch die verwendeten Ausgangsinformationen bestimmt. Es ist daher unabdingbar, keine verfrühten Schlussfol-

[1] BWA: Betriebswirtschaftliche Auswertung

gerungen zu ziehen oder Maßnahmen einzuleiten, ohne den Kontext der Kennzahl zu kennen.

Daher sind die erhobenen Kennzahlen immer praxisindividuell anzupassen!

Voraussetzung dazu ist die Etablierung eines validen, zeitnahen und verständlichen Berichtswesens, aus dem wiederum aussagekräftige Kennzahlen generiert werden können.

Kennzahlensysteme

Der Sinn von Kennzahlensystemen besteht darin, sich ergänzende und auf ein gemeinsames Ziel ausgerichtete, sachlich sinnvolle Kombinationen von Einzelkennzahlen zu erhalten, damit die Auswirkung von Veränderungen abgeschätzt, vor allem jedoch eine Kenntnis über die aktuelle betriebliche Lage erhalten und interne oder externe Analysen durchgeführt werden können.

Ein kurzer Exkurs zu bekannten Kennzahlensystemen aus der Industrie:

- **DuPont-System:**
  (korrekterweise: DuPont-System of Financial Control)
  Dieses ist auf die Maximierung der Gesamtkapitalrendite (ROI = Return on Investment) als Unternehmensziel ausgerichtet und stammt aus dem Jahr 1919.
- **ZVEI-System:**
  Die vom Zentralverband der elektronischen Industrie (1970) entwickelte Spitzenkennzahl fokussiert sich auf die Eigenkapitalrentabilität und ist nur für die unternehmensinterne Analyse geeignet, beinhaltet jedoch eine Struktur- und Wachstumsanalyse.
- **Balanced Score Card (BSC)**
  Das BSC-System wurde von Robert. S. Kaplan und David P. Norton 1993 entwickelt.
  Die Besonderheit der BSC liegt in der Berücksichtigung immaterieller Assets und betrachtet das Unternehmen nach 4 Perspektiven:

- finanzwirtschaftliche Perspektive (Shareholder-Value-Gedanken)
- Kundenperspektive (Konkurrenzfähigkeit des Unternehmens)
- betriebsinterne Perspektive (Prozessbetrachtung)
- Innovations- und Wachstumsperspektive (stetige Verbesserung/Innovation)

Das Vorgehen im Rahmen der BSC ist in einem ersten Schritt die Festlegung strategischer Unternehmensziele, dann die Definition der dafür notwendigen Messgrößen und operativen Ziele, die letztendlich in einer entsprechenden Aktion münden. Eine mögliche Balanced Score Card für Arztpraxen ist in *Tabelle 5* dargestellt.

Natürlich sind die beschriebenen Kennzahlensysteme für eine Praxisstruktur nicht 1:1 umsetzbar, da das Unternehmen Arztpraxis, wie oben bereits beschrieben, nicht im freien Markt, sondern im System der Kassenärztlichen Vereinigungen und nach den Vorgaben des gemeinsamen Bundesausschusses agiert und damit speziellen Rahmenbedingungen unterworfen ist.

Doch können aus der Kenntnis der Kennzahlensysteme bestimmte Anteile herausgegriffen und für das eigene Praxismanagement genutzt werden.

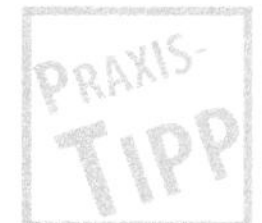

Praxisindividuelle Kennzahlen und Kennzahlensysteme ermöglichen eine Übersicht über den Entwicklungsstand und zeigen bislang vernachlässigte Themen oder Bereiche auf, die einen positiven Beitrag zur effizienten Leistungserbringung aus unterschiedlichen Betrachtungswinkeln und damit eine gesamtheitliche Sicht der Praxis ermöglichen.

Tab. 5: Beispiel für eine Balanced Score Card für Arztpraxen

Perspektive	Strategisches Ziel	Kennzahl (Beispiele)
Finanzen	Prozesskosten senken	Personalkostenquote Materialkostenquote
	Erlöse steigern	Liquidität
Kunden	Prozesse optimieren	Wartezeiten/Aufenthaltsdauer in der Praxis der Patienten in Minuten
	Unternehmenskultur verbessern	Beschwerdehäufigkeiten/ positive Rückmeldungen
	Patientenzufriedenheit verbessern	Ergebnisse der Patientenbefragung, ggf. Online-Bewertungen
Prozesse	Prozessmanagement/ Ablauforganisation verbessern	Auswertung Fehlermeldungen/Wartezeiten wg. Defekten oder ungenügender Koordination
	Kommunikation/Information verbessern	Terminanfragen über Online-Buchungssysteme, Anzahl Videosprechstunden
	Infrastruktur verbessern	Neuanschaffungen/Reparaturen, Ersatzbeschaffungen
Mitarbeiter	Prozesskompetenz verbessern	Geräteeinweisungen
	Qualifikationsniveau erhöhen	durchgeführte Weiterbildungsmaßnahmen
	Teamfähigkeit erhöhen	Teambesprechungen
	Führungskompetenz verbessern	in Anspruch genommene Schulungen/Coachings

Kosten und Liquidität

Die Ertragssituation in der ambulanten Versorgung erfordert eine möglichst effiziente Leistungserbringung und damit eine effizienzorientierte Organisation der Leistungsprozesse. Grundsätzlich ist das Ziel des Praxismanagements, die Ausgaben zu stabilisieren und Kosten zu senken. Das führt zu einer Steigerung der Effektivität und Effizienz. *Tabelle 6* stellt dies aus Sicht des oder der Praxisinhaber dar.

Tab. 6: Von den Praxiseinnahmen bis zur finanziellen Überdeckung

Praxiseinnahmen
– Praxisausgaben (inkl. Abschreibungen)
= Praxisgewinn
+ Abschreibungen
– Tilgung von Praxisdarlehen
– Neuinvestitionen
= verfügbares Geld aus der Praxis
– Sonderausgaben
– Einkommenssteuer
– Aufwand für privates Wohnen
– Aufwand für Lebensführung
= finanzielle Überdeckung (oder auch: finanzielle Unterdeckung)
Quelle: eigene Darstellung

Zentrale Fragestellungen für die Praxisleitung sind somit:

- Wie steht es um die Liquidität (also der Fähigkeit eines Unternehmens, seine Zahlungsverpflichtungen fristgerecht zu erfüllen) und die Rentabilität (der wirtschaftliche Erfolg)?
- Wie ist das Verhältnis zwischen KV-Honoraren und Privat- sowie BG-Liquidationen auf der Einnahmenseite?
- Wie steht es um verschiedene Kostenquoten?
  - **Personalkostenquote:**
    Berechnung: Personalkosten × 100 : Praxiseinnahmen.
    Die Personalkosten-Quote zeigt, wie viel vom Umsatz für die Gehälter aufgewendet werden muss. Diese Kennzahl ist jedoch mit Vorsicht zu betrachten. Durch voreilige Personalreduzierungen können zwar Kosten gesenkt werden. Weniger Mitarbeiter können aber auch in Umsatzeinbußen münden, da weniger (qualifiziertes) Personal nicht dieselben Leistungen erbringen kann. Wartezeiten der Patienten könnten sich verlängern, u.U. verliert die Praxis sogar Patienten.

Aber eine regelmäßige Überprüfung, ob der Personaleinsatz gerechtfertigt ist, und inwiefern die Personen mit den geeigneten Qualifikationen in den richtigen Positionen sind, kann durchaus Sinn machen. Ebenso sollte eine kontinuierliche Personalentwicklung durch Qualifikation angestrebt werden.

- **Raumkostenquote:**
  Berechnung:
  Raumkosten × 100 : Praxiseinnahmen
- **Zinsquote:**
  Berechnung:
  Langfristiger Zinsaufwand × 100 : Praxiseinnahmen
- **Abschreibungsquote:**
  Berechnung:
  Abschreibungen × 100 : Praxiseinnahmen

Die Umsatzrendite (= Gewinn im Verhältnis zum Umsatz)

Die Umsatzrendite ist das Gegenstück zur Kostenquote. Sie bringt zum Ausdruck, wie viel Praxisgewinn von 100 Euro Praxiseinnahmen übrigbleiben. Idealerweise hält die Umsatzrendite im Verlauf der Zeit ihr Niveau oder steigt sogar. Ein Vergleich mit vorhergehenden und natürlich den nachfolgenden Perioden zeigt, ob hier Steuerungs- oder Handlungsbedarf besteht.

Von der Umsatzrendite als einer Verhältniszahl kommt man auf eine absolute Zahl, die etwas aussagt über die Finanzkraft Ihrer Arztpraxis: Das verfügbare Geld aus der Praxis oder (betriebswirtschaftlich ausgedrückt) der Cash-Flow.

Was ist der Cash-Flow?

Praxisgewinn + Abschreibungen = einfacher Cash-Flow

Der Cash-Flow zeigt, was tatsächlich übrigbleibt. Zusätzlich bezieht der Cash-Flow alles mit ein, was noch an Geld fließen oder eingenommen wird.

Doch könnte die Rechnung auch noch weitergeführt werden: Um auf die tatsächliche „Innenfinanzierungskraft" der Praxis zu kommen, kann die Tilgung von Praxisdarlehen mit einbezogen werden. Die Formel wird dann wie folgt erweitert:

einfacher Cash-Flow – Tilgung von Praxisdarlehen
= Praxis-Cash-Flow

Nach Abzug der Darlehenstilgungen sollten die liquiden Mittel (also der Praxis-Cash-Flow) in jedem Falle ausreichen, um mindestens sämtliche Privatverpflichtungen inklusive der Vorsorge und der Einkommensteuerbelastung zu tragen. Anderenfalls ergibt sich hier ein Liquiditätsproblem.

Auch selbst generierte Kennzahlen, wie beispielsweise der „Umsatz je Arztstunde" lassen erkennen, ob 10 Stunden Öffnungszeiten wirklich mehr bringen als 7 oder 8 Stunden täglich. (Oder ob man sich im Umkehrschluss nicht doch besser etwas mehr Freizeit gönnt und dafür während der Arbeitszeit produktiver ist).

1.2.4 Das Timing von Einnahmen und Ausgaben

Neben der Betrachtung der Geldflüsse (der Liquidität) kommt es auch auf das richtige „Timing" an. Betrachtet man eine größere Praxisstruktur mit vielen angestellten Mitarbeiterinnen und Mitarbeitern, fallen monatlich entsprechend hohe Kosten (und damit Geldabflüsse) im Bereich der Personalkosten an. Diese werden, entsprechend den arbeitsvertraglichen Regelungen, an einem bestimmten Tag im Folgemonat fällig.

Generell gilt die Regelung, dass Arbeitnehmer vorleistungspflichtig sind, d. h. der Verdienst für einen Zeitabschnitt wird erst fällig, sobald die Arbeitsleistung erbracht wurde. Das Gehalt muss daher erst im Folgemonat und nicht etwa im Voraus überwiesen werden.

In den meisten Fällen wird der 1. oder der 15. des Folgemonats als Stichtag im Arbeitsvertrag genannt. Wenn tarifgebundene Beschäftigungsverhältnisse vorliegen, ist im Tarifvertrag die Fälligkeit des Gehalts geregelt und dessen Bestimmungen sind somit bindend. (Aus dem Gehaltstarifvertrag für Medizinische

Fachangestellte/Arzthelferinnen[1] geht jedoch kein Fälligkeitsdatum für die Gehaltsüberweisung hervor).

Ist die Auszahlung des Gehalts nicht arbeitsvertraglich geregelt, dann tritt der § 614 des Bürgerlichen Gesetzbuches (BGB) in Kraft. Dieser Paragraf regelt die sogenannte Fälligkeit der Vergütung und verpflichtet Arbeitgeber zu einer Lohnauszahlung nach Ablauf des Zeitabschnitts, für den das Gehalt bemessen wird. Aus den Regelungen des BGB folgt bei regelmäßigen Gehaltszahlungen, dass das Geld spätestens am 1. des Folgemonats auf dem Konto sein muss („eingetroffen sein muss"). Das ist auch aus Sicht der Arbeitnehmerinnen und Arbeitnehmer wichtig, da Mieten, Versicherungen und sonstige regelmäßige finanzielle Verpflichtungen auch am 1. des Monats abgebucht werden.

Betrachtet man nun die Auszahlungszyklen der Kassenärztlichen Vereinigungen, so veröffentlichen diese die genauen Daten der Honorarzahlungen (Abschlagszahlungen oder endgültige Honorarabrechnung).

Die KV-Baden-Württemberg überweist die Abschlagszahlungen beispielsweise jeweils am 25. eines Monats. Fällt dieser auf ein Wochenende oder einen Feiertag, dann gilt der darauffolgende Werktag.

Termine für Quartal 4/2020:

26.10.2020
25.11.2020
22.12.2020

Es ist daher sinnvoll, größere Auszahlungen erst dann vorzunehmen, wenn die Zahlungen seitens der KV bereits auf dem Praxiskonto verbucht wurden. Damit erspart sich die Praxis Schuldzinsen, an denen nur die Bank verdient. Das Timing zwischen Einnahmen und Ausgaben ist also wichtig.

[1] Gehaltstarifvertrag für Medizinische Fachangestellte/Arzthelferinnen zwischen der Arbeitsgemeinschaft zur Regelung der Arbeitsbedingungen der Arzthelferinnen/Medizinischen Fachangestellten, Berlin und dem Verband medizinischer Fachberufe e.V., Bochum

Ein weiterer Ansatz ist die zeitnahe Abrechnung von Privat-, IGV (Integrierte Versorgung)- und BG-Leistungen. Mittels der heute flächendeckend verfügbaren Praxis-EDV-Systeme ist eine monatliche oder sofort nach Behandlungsabschluss verfügbare Abrechnung durchaus umsetzbar.

Gewisse Liquiditätsschwankungen auf dem Praxiskonto sind normal, sollten jedoch kalkulierbar bleiben.

Eine oft beobachtete Problematik tritt auf, wenn das sog. 13. Monatsgehalt fällig wird. Viele Praxen betrifft dies jedes Jahr erstaunlicherweise total unvorbereitet.

Das 13. Monatsgehalt ist eine Sonderzahlung, mit der die Mitarbeiterinnen und Mitarbeiter für ihre erbrachte Arbeitsleistung belohnt werden. Die Auszahlung erfolgt meist in Höhe eines vollen Monatslohns, normalerweise jedoch im November oder Dezember. Die Konsequenz ist, dass sich am Fälligkeitstermin des 13. Monatsgehaltes der Auszahlungsbetrag für die Gehälter verdoppelt, ohne dass dieser Ausgabe erhöhte Einnahmen gegenüberstehen. Betriebswirtschaftlich gesehen sollte das 13. Monatsgehalt somit unterjährig angespart werden. Um finanzielle Engpässe am Jahresende zu vermeiden ist es auch denkbar, die Zahlung des 13. Monatsgehaltes über das Jahr zu verteilen. Dann ist die Gehaltssumme zwar monatlich (unterjährig) höher, die einmalige Belastung am Jahresende entfällt jedoch bei dieser Variante.

Betriebsmittelkredite

Sinnvollerweise wird für die auf dem Praxiskonto anfallenden Schwankungen mit der Hausbank ein Betriebsmittelkredit vereinbart: Mit dem Betriebsmittelkredit finanziert die Praxis das laufende Geschäft. Er schafft den finanziellen Puffer in Zeiten von Umsatzschwankungen oder dient der Finanzierung zukünftiger Umsätze.

Damit können finanziert werden:

- Einkäufe und Nachbestellungen von Verbrauchsmaterialien oder Vorräten
- Personalkosten
- Miete
- Finanzierung (= Bezahlung) von Forderungen
- Kosten für Marketingmaßnahmen
- Beratungskosten
- Wartungskosten/Reparaturen

Für den Betriebsmittelkredit wird ein möglichst günstiger Zinssatz bei der Bank vereinbart und die Kreditsumme so ausgelegt, dass die regelhaft vorkommenden Schwankungen ausgeglichen werden können. Zinsen werden nur für die tatsächlich in Anspruch genommene Kreditsumme berechnet.

Dies unterscheidet den Betriebsmittelkredit als Kontokorrentkredit[1] von den sonstigen Krediten, deren Kreditsumme einmal ausgezahlt wird und dann monatlich mit Zins und Tilgung zurückgeführt wird.

Kurz & knapp

Nutzen Sie sinnvolle Kennzahlen für Ihre Analysen!

Langfristig werden nur solche Praxen bestehen, die sowohl von der Rentabilität wie auch von der Liquidität her tragfähig sind.

Ziele eines Kennzahlensystems in der Arztpraxis könnten z. B. sein:

- Ziele für die Praxis als Ganzes oder für einzelne Verantwortungsbereiche festlegen
- frühzeitiges Erkennen von Abweichungen
- die systematische Suche nach Schwachstellen und deren Ursachen in der Praxis

---

1 Bei einem Kontokorrent-Kredit räumt Ihnen die Bank eine sogenannte KK-Linie ein. Das ist die Erlaubnis, das Geschäftskonto bis zu einem bestimmten Betrag zu überziehen.

- die Erschließung von Rationalisierungspotenzialen, ohne Leistungseinbußen zu provozieren

Behalten Sie die Liquidität der Praxis im Auge! Grundsätzlich verhindert ein gutes „Timing" von Einnahmen und Ausgaben unnötige Zinsbelastungen durch die Inanspruchnahme von Betriebsmittelkrediten. Machen Sie sich rechtzeitig Gedanken über den Umgang mit dem 13. Monatsgehalt, um böse Überraschungen am Monatsende zu vermeiden.

1.3 Leistungen innerhalb der Budgetierung

1.3.1 Gemeinschaftliche Berufsausübung

Eine gemeinschaftliche Berufsausübung wird seitens der KVen finanziell durch prozentuale Zuschläge zum Regelleistungsvolumen unterstützt (sog. BAG-Zuschläge). Diese Regelungen werden KV-spezifisch ausgestaltet und sind von der Anzahl der gemeinsam praktizierenden Ärztinnen und Ärzte mit eigener Zulassung gestaffelt.

So wird der BAG[1]-Zuschlag in den KVen von Bayern und Baden-Württemberg unter Berücksichtigung des Kooperationsgrades berechnet.

Insgesamt kann der BAG-Zuschlag das ermittelte Regelleistungsvolumen in größeren Gemeinschaftspraxen um bis zu 40 % erhöhen. Je nachdem, in welchem Umfang der Praxisumsatz durch Leistungen aus dem budgetierten Bereich generiert (= RLV) wird, kann der BAG-Zuschlag damit zu einem relevanten Honorarbestandteil werden.

[1] BAG = Berufsausübungsgesellschaft

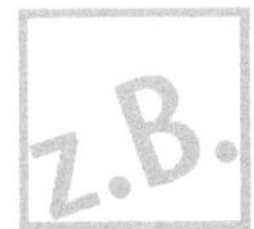

Aus einem RLV von 1 000 € werden unter Berücksichtigung eines BAG-Zuschlages von (fiktiv) 35 % ein RLV von 1 350 € generiert.

Beträgt das RLV 10 000 €, so wird unter Berücksichtigung eines BAG-Zuschlages von (fiktiv) 35 % ein RLV von 13 500 € entstehen. Die 3 500 € zusätzlich entsprechen immerhin dem Monatsgehalt einer MFA in Tätigkeitsgruppe IV mit 13–16 Jahren Berufserfahrung.

Dies ist auch der Grund, weshalb es durchaus überlegenswert sein kann, mehrere Einzelpraxen oder auch eine Praxisgemeinschaft, die den überwiegenden Honoraranteil im Rahmen der budgetierten Leistungen erwirtschaftet, in eine Form der Berufsausübungsgesellschaft mit einheitlicher Abrechnungsnummer (Gemeinschaftspraxis, Partnerschaftsgesellschaft oder MVZ) zu überführen.

Wenn es dann noch gelingt, Synergieeffekte aus dem Zusammenschluss aus anderen Bereichen, wie Personaleinsatz, optimierter Ausnutzung von (EDV-) Technik und Räumlichkeiten oder gemeinsamem Einkauf zu realisieren, kann dies betriebswirtschaftlich gesehen durchaus interessant werden. Neben erhöhten Einnahmen schlagen in einem solchen Fall optimierte Kostenstrukturen positiv zu Buche.

1.3.2 Qualifikationsgebundenes Zusatzvolumen (QZV)

Siehe die Ausführungen in Kapitel 1.1.2

Kurz & knapp

Durch eine gemeinschaftliche Berufsausübung können zusätzliche finanzielle Erlöse im Bereich der budgetierten Vergütung erzielt werden.

1.4 Leistungen außerhalb der Budgetierung

1.4.1 Hausarztzentrierte Versorgung (HZV)

Das Ziel der HZV ist eine bessere Patientenversorgung, gepaart mit Einsparungen im Gesundheitssystem durch die Koordination über die Hausärzte als Lotsen im System.

Kerngedanke der Hausarztzentrierten Versorgung ist die Etablierung des Hausarztes als erste Anlaufstelle für den Patienten. Über den Hausarzt sollen sämtliche Behandlungsschritte koordiniert werden. Damit übernimmt der Hausarzt die Funktion des Lotsen im System und leitet die Patienten koordinierend durch die gesamte Behandlung, überweist bei Bedarf an andere Fachärzte bzw. Krankenhäuser und hat idealerweise einen umfassenden Überblick über die Krankengeschichte des Patienten sowie die vorgenommenen Behandlungen, da bei ihm alle Informationen zusammenlaufen.

In der Versorgungsforschung werden damit zwei Ziele miteinander verbunden: Eine verbesserte Patientenversorgung und finanzielle Einsparungen. Dies soll erreicht werden, indem Mehrfachuntersuchungen und -behandlungen, vermeidbare Wechselwirkungen von Arzneimitteln, Interpretationsfehler isoliert arbeitender Spezialisten sowie unnötige Besuche bei anderen Ärzten und unnötige Krankenhauseinweisungen vermieden werden.

Hintergrund der HZV ist der im SGB V zu findende § 73b:

§ 73b Hausarztzentrierte Versorgung[1]

„(1) Die Krankenkassen haben ihren Versicherten eine besondere hausärztliche Versorgung (hausarztzentrierte Versorgung) anzubieten.

(2) Dabei ist sicherzustellen, dass die hausarztzentrierte Versorgung insbesondere folgenden Anforderungen genügt, die über die

[1] https://www.gesetze-im-internet.de/sgb_5/__73b.html, Seitenabruf: 2.9.2020

vom Gemeinsamen Bundesausschuss sowie in den Bundesmantelverträgen geregelten Anforderungen an die hausärztliche Versorgung nach § 73 hinausgehen:

1. *Teilnahme der Hausärzte an strukturierten Qualitätszirkeln zur Arzneimitteltherapie unter Leitung entsprechend geschulter Moderatoren,*
2. *Behandlung nach für die hausärztliche Versorgung entwickelten, evidenzbasierten, praxiserprobten Leitlinien,*
3. *Erfüllung der Fortbildungspflicht nach § 95d durch Teilnahme an Fortbildungen, die sich auf hausarzttypische Behandlungsprobleme konzentrieren, wie patientenzentrierte Gesprächsführung, psychosomatische Grundversorgung, Palliativmedizin, allgemeine Schmerztherapie, Geriatrie,*
4. *Einführung eines einrichtungsinternen, auf die besonderen Bedingungen einer Hausarztpraxis zugeschnittenen, Indikatoren gestützten und wissenschaftlich anerkannten Qualitätsmanagements."*

Die gesetzlichen Krankenkassen sind damit gesetzlich verpflichtet, hausarztzentrierte Versorgungsmodelle anzubieten. Hierzu schließen die GKVen in der Regel mit Hausarztverbänden entsprechende Verträge ab.

Voraussetzungen für die teilnehmenden Vertragsärzte (Allgemeinmediziner, hausärztliche Internisten) bei der HZV sind:

- Teilnahme an strukturierten Qualitätszirkeln
- Teilnahme an speziellen Fortbildungskursen für Hausärzte
- Orientierung an anerkannten Konzepten zum Qualitätsmanagement
- Behandlung nach für die hausärztliche Versorgung entwickelten, evidenzbasierten und praxiserprobten Leitlinien

Für die Patienten ist die Teilnahme am HZV-Vertrag freiwillig. Tritt der Patient einem HZV-Vertrag bei, verpflichtet er sich gegenüber seiner Krankenkasse für ein Jahr, ausschließlich einen teilnehmenden Hausarzt aufzusuchen.

Vorteil der HZV für den Patienten ist unter anderem, dass die Diagnostik und Therapie einer Krankheit von Anfang bis zum Ende vom Hausarzt koordiniert wird und deshalb sehr gezielt erfolgt. Zusätzlich profitiert der Patient von vielen zusätzlichen Leistungen: So wird er zum Beispiel an fällige Impfungen erinnert (Recall), bekommt mehr Maßnahmen bezahlt, die der Prophylaxe dienen und seine Gesundheitsdaten werden sorgfältig dokumentiert und können bei Bedarf elektronisch zwischen den Praxen ausgetauscht werden. Der Patient hat die Sicherheit, dass sein Hausarzt regelmäßig Fortbildungen besucht und auf dem neuesten Wissenstand ist.

Andere Ärzte können im Rahmen der hausarztzentrierten Versorgung nur auf Überweisung des Hausarztes in Anspruch genommen werden. Eine Ausnahme gilt für die Direkt-Inanspruchnahme von Augen- und Frauenärzten sowie Kinderärzten.

Die GKVen müssen für die hausarztzentrierte Versorgung ihren Versicherten einen speziellen Hausarzttarif mit Vergünstigungen wie Prämienzahlungen oder Zuzahlungsermäßigungen anbieten. Sie können in ihren Satzungen regeln, ob und welche Anreize beziehungsweise Vergünstigungen den an der hausarztzentrierten Versorgung teilnehmenden Versicherten gewährt werden.

Vorteile aus Sicht der Hausarztpraxen[1] sind die durch Teilnahme an einem HZV-Vertrag zusätzlich generierbaren Erträge bei der Honorarabrechnung über die Kassenärztlichen Vereinigungen:

- kontaktunabhängige Grundpauschale (65 € pro Jahr)
- kontaktabhängige Quartalspauschale (maximal 3 × 40 € pro Jahr)
- Chronikerpauschale (25 € pro Quartal – bei Multimorbidität + 15 € pro Quartal)
- Einzelvergütungen (Vorhaltezuschläge, ergebnisabhängige Zusatzvergütungen, Einzelleistungen)

---

[1] Am Beispiel des AOK-HZV-Vertrages Baden-Württemberg

Damit ist die Vergütung der im Rahmen der HZV erbrachten Leistungen um bis zu 30 % über denen des KV-Systems und daher besonders für Allgemeinmediziner interessant.

Für die HZV existieren derzeit zwei verschiedene Vertragstypen: Add-On-Verträge zum Kollektivvertrag und Vollversorgungsverträge:

- **Add-On-Verträge** sind Zusatzverträge und regeln meist nur einen sehr kleinen Teil der hausärztlichen Tätigkeit (wie z. B. die Behandlung von Rückenschmerzen).
- **Vollversorgungsverträge** decken dagegen (mit Ausnahme der Notfalldienste) nahezu das gesamte Spektrum der hausärztlichen Leistungen ab.

Sie können von den Krankenkassen und Ärzten ohne Beteiligung der KV abgeschlossen und auf regionale Bedürfnisse zugeschnitten werden.

Natürlich geben die gesetzlichen Krankenversicherungen diese Gelder nicht zusätzlich zur quartalsweise bereitgestellten Gesamtvergütung aus.

So wurden die im Jahr 2011 von der AOK in Baden-Württemberg investierten 250 Mio. €[1] durch 180 Mio. € Einsparungen durch Bereinigungen in der Gesamtvergütung (Zahlungen an die KV Baden-Württemberg) und insgesamt 70 Mio. € Einsparungen durch entfallene KV-Einzelleistungen, vermiedene Klinikeinweisungen und reine rationalere Arzneimitteltherapie refinanziert[2].

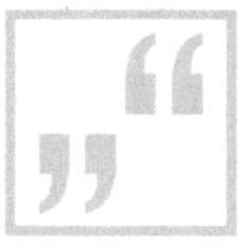

„Hausarztverträge auf Vollversorgungsbasis bieten dem Hausarzt die meisten Vorteile: Seine Abrechnungsbürokratie wird deutlich reduziert, er hat mehr Zeit für die Behandlung der Patienten, erhält eine angemessene und stabile Vergütung (bis zu 30 Prozent höher als im System der KV), seine Lotsen-Funktion wird gestärkt. Dadurch steigen die Chancen, einen Praxisnachfolger zu finden.

---

1 Quelle: AOK Baden-Württemberg

2 Baier, Natalie: FG Management im Gesundheitswesen, TU Berlin; Ambulanter Sektor V: MVZ, Ärztenetze etc. (Kooperationen)

Seit 2008 bietet die AOK Baden-Württemberg als bundesweit erste Krankenkasse gemeinsam mit dem Hausärzteverband Baden-Württemberg und dem MEDI-Verbund allen Hausärzten einen Vollversorgungsvertrag zur HZV an. Seit 2009 haben der Hausärzteverband und MEDI auch mit nahezu allen anderen Kassen in Baden-Württemberg, wie auch der Bosch BKK, einen ähnlichen Vollversorgungsvertrag abgeschlossen. In Baden-Württemberg nehmen rund 4000 Ärzte und über 1,8 Millionen Versicherte an der HZV teil. Das Bundesland gilt deshalb als Vorreiter bei der Hausarztzentrierten Versorgung. Aktuelle Nachrichten und Entwicklungen im Bereich der Hausarztverträge stellt Neue Versorgung regelmäßig bereit."[1]

1.4.2 Disease Management Programme (DMP)

Bei den DMP handelt es sich um strukturierte Behandlungsformen, die eine koordinierte und idealerweise sektorenübergreifende Versorgung für chronisch kranke Patienten mit evidenzbasierten und leitliniengerechten medizinischen Versorgungskonzepten ermöglichen. Die Disease Management Programme wurden im Jahr 2002 mit dem „Gesetz zur Reform des Risikostrukturausgleichs in der gesetzlichen Krankenversicherung" eingeführt.

Es besteht für die gesetzlich krankenversicherten Patienten die Möglichkeit, freiwillig an einem solchen DMP teilzunehmen.

Disease Management Programme werden von den gesetzlichen Krankenkassen finanziert. Diese schließen regionale Verträge mit Vertragsärztinnen und Vertragsärzten und/oder Krankenhäusern vorbehaltlich einer Prüfung durch das Bundesamt für Soziale Sicherung (BAS) ab.

Folgende DMP sind zum Zeitpunkt der Erstellung dieses Buches laut GBA[2] existent:

- Asthma bronchiale
- Brustkrebs

---

[1] Quelle: https://www.perspektive-hausarzt-bw.de/hausarzt-a-z/hausarztzentrierte-versorgung/; Seitenabruf: 24.7.2020, 10:27 Uhr

[2] Gemeinsamer Bundesausschuss (GBA), Stand 02.09.2020

- Chronische Herzinsuffizienz
- Chronischer Rückenschmerz
- COPD
- Depressionen
- Diabetes mellitus Typ 1 und Typ 2
- Koronare Herzkrankheit
- Osteoporose (beschlossen am 16. Januar 2020, derzeit noch nicht in Kraft)
- Rheumatoide Arthritis (in Vorbereitung)

Die Möglichkeit zur Teilnahme an Disease Management Programmen ist KV-spezifisch und damit aufgrund der föderalen Strukturen auch in der ambulanten Gesundheitsversorgung unterschiedlich.

So ermöglicht die KV Bayern[1] nur die Teilnahme an folgenden DMP:

- Asthma/Chronisch obstruktive Lungenerkrankung (COPD)
- Brustkrebs
- Diabetes mellitus Typ 1
- Diabetes mellitus Typ 2
- Koronare Herzkrankheit (KHK)

Es existiert für jede DMP eine entsprechende DMP-Anforderungen-Richtlinie. Diese beinhaltet die medizinische Behandlung nach dem aktuellen Stand der Wissenschaft, Qualitätssicherungsmaßnahmen, Anforderungen an die Einschreibung der Versicherten in ein Programm, Schulungen der Ärztinnen und Ärzte sowie Patientenschulungen, Dokumentations- und die Evaluationsvorgaben.

Finanzierung der Disease Management Programme

Die Krankenkassen erhalten für alle in DMP eingeschriebenen Versicherten Zuweisungen aus dem Gesundheitsfonds (sog.

[1] Quelle: Kassenärztliche Vereinigung Bayern; https://www.kvb.de/praxis/alternative-versorgungsformen/dmp/

Programmkostenpauschale). Im Jahr 2020 beträgt diese je eingeschriebenen Versicherten 145,56 Euro.

Ein wesentliches Element der DMP ist die standardisierte und strukturierte elektronische Erfassung und Dokumentation zur Qualitätssicherung. Aus dieser werden nach Anonymisierung und Zusammenführung DMP-Qualitätsberichte und DMP-Feedbackberichte generiert.

Als Beispiel wird in *Tabelle 7* die auszugsweise Zusammenfassung der Vergütungsregelungen der KV Baden-Württemberg für Betreuung und Schulung von Patienten mit Asthma bzw. COPD gezeigt.

Tab. 7: Ausschnitt DMP-Programme der KV Baden-Württemberg

Abr.-Nr.	Leistungsbeschreibung/-inhalt	AOK	BKK, IKK, VdeK, KN
92100	Einschreibepauschale	25 €	25 €
92003	Folgedokumentationspauschale	15 €	13 €
92006	Betreuungspauschale DMP-Arzt (DMP Asthma COPD Erwachsene	13 €	14 €
92009	Erstellung eines Behandlungsplans	10 €	10 €
92015	Asthma-Schulung von Erwachsenen (NASA-Nationales Ambulantes Schulungsprogramm für erwachsene Asthmatiker) pro Unterrichtseinheit und pro Schulungsteilnehmer	20 €	25 €
92017	Schulungen von Erwachsenen (COBRA-Patienten mit chronisch obstruktiver Bronchitis und Lungenemphysem) pro Unterrichtseinheit und pro Schulungsteilnehmer	20 €	25 €
Quelle: eigene Darstellung nach KVBW[1]			

[1] Übersicht zur Abrechnung und Vergütung der Betreuung und Schulung von Patienten mit Asthma bzw. COPD, KVBW, GB Vertragswesen, April 2019

1.4.3 Besondere Versorgungsformen – Integrierte Versorgung

Die Integrierte Versorgung (IGV) wurde Anfang der 2000er Jahre als eine neue fach- und sektorenübergreifende Versorgungsform im deutschen Gesundheitswesen implementiert. Ziel war es, im Sinne von Disease Management Programmen (DMP) eine stärkere Vernetzung der verschiedenen Fachdisziplinen und Sektoren (Hausärzte, Fachärzte, Krankenhäuser, Rehabilitationseinrichtungen) zu fördern, um die Qualität der Patientenversorgung zu verbessern und gleichzeitig die Gesundheitskosten zu senken. Damit sollte also eine Erhöhung von Effizienz und Effektivität im Gesundheitssystem erreicht werden.

Der Reformversuch „Integrierte Versorgung" in der Gesundheitsreform 2000 zeigte zunächst kaum Wirkung. Integrationsverträge zwischen Leistungserbringern und Krankenkassen konnten nur mit Zustimmung der Kassenärztlichen Vereinigungen abgeschlossen werden.

Am 1. Januar 2004 schaffte die rot-grüne Koalition mit dem GKV-Modernisierungsgesetz die Grundlagen für die Aufweichung der Fronten. In dem für die Integrierte Versorgung neu geschaffenen § 140a–d des Sozialgesetzbuchs V (SGB V) wurde festgelegt, dass Leistungserbringer und Krankenkassen auch ohne Zustimmung der Kassenärztlichen Vereinigungen Verträge zur Integrationsversorgung miteinander schließen können.

Damit war die Grundlage für Einzelverträge (Selektivverträge) parallel zum Kollektivvertragssystem der KVen geschaffen.

Die Krankenkassen wurden unter diesen Regelungen mit einem deutlichen Machtzuwachs gegenüber den ehemals überlegenen Vereinigungen der Leistungserbringer ausgestattet.

Im Laufe der Zeit wurde die Integrierte Versorgung in die jetzt aktuelle Bezeichnung der besonderen Versorgung umbenannt – inhaltlich hat sich wenig verändert.

Attraktiv sind Integrierte Versorgungsverträge für Arztpraxen, da deren Leistungen deutlich besser vergütet werden als die

Leistungen des EBM. Es erfolgt auch eine schnellere Leistungsabrechnung, was der Liquidität der Praxis zuträglich ist und es handelt sich um extrabudgetäre Leistungen.

Interessenlage der Krankenkassen:

- Pauschalpreise ermöglichen Kalkulation des Leistungsgeschehens
- Leistungsinhalte können definiert werden
- Verlagerung von stationär (teuer) nach ambulant (günstig)
- Attraktivität gegenüber den Versicherten steigern (auch die gesetzlichen Krankenversicherungen stehen im Wettbewerb!)
- Garantieleistungen können verhandelt werden (bis zu 6 Monate)
- Qualitätssicherung und Definition eigener Qualitätsvorgaben

Aus dem BQS-Register, welches als Registerstelle nach § 140d SGB V im Auftrag der Selbstverwaltung im Gesundheitswesen die Meldungen der Krankenkassen zu Verträgen zur integrierten Versorgung entgegennahm und den Leistungserbringern hierzu Auskünfte erteilte, ergab sich in der Projektlaufzeit von 2004 bis 2009 folgende Entwicklung:

Gemeldete Verträge zur IGV:

2004	1 477
2005	3 454
2006	4 875
2007	6 074
2008	6 407

Initiiert wurde die Einführung der Integrierten Versorgung durch eine Anschubfinanzierung, bei der jeweils 1 % der Gesamtvergütung des ambulanten und stationären Bereichs (bis 31.12.2008) eingesteuert wurde.

Das waren beispielsweise im Jahr 2006:

220 Mio. aus vertragsärztlicher Vergütung und
460 Mio. aus stationärer Vergütung,

was einer Gesamtsumme von 680 Mio. €, die für die Integrierten Versorgungsverträge zur Verfügung standen, bedeutete.

In einer Auswertung der BQS für das Jahr 2008 wurden 4,36 Mio. teilnehmende Versicherte in Integrierten Versorgungsmodellen und ein Vergütungsvolumen von knapp 811 Mio. € ausgewiesen.

Danach erfolgte eine sog. Budgetbereinigung. Die Vergütung für Patienten, die im Rahmen der Integrierten Versorgung behandelt werden, wird auf KV-Ebene aus der Gesamtvergütung für die ambulante Versorgung herausgelöst. Die Budgetbereinigung betrifft die vertragsärztliche Gesamtvergütung und die Arznei- und Heilmittelbudgets (§ 140f SGB V) sowie – auf der Grundlage der Bundespflegesatzverordnung – die krankenhausindividuellen Budgets.

Der Sachverständigenrat im Gesundheitswesen berichtete im Jahr 2011 von 6 339 IGV-Verträgen. Danach sind die erhobenen Daten leider nicht mehr aussagefähig, da seit 2012 nur noch eine Anzeigepflicht für bundesunmittelbare Versicherungsträger besteht und somit die Daten der AOKen und der kleineren BKKen nicht mehr berücksichtigt werden.

Es handelt sich bei diesen Verträgen im Wesentlichen um Verträge zur indikationsübergreifenden Versorgung oder zum ambulanten Operieren.

Der prozentuale Anteil der angezeigten Verträge seit 2012 teilt sich folgendermaßen auf[1]:

- Integrierte Versorgung von Herzpatienten (Krankenhaus/Rehabilitation) 26 %
- Ambulante Vorsorge und Früherkennungsmaßnahmen (Hautkrebsscreening, zusätzliche Kinder- und Jugenduntersuchungen etc.) 23 %
- Ambulante orthopädische Operationen 13 %
- Ambulante Behandlung psychisch Kranker 12 %

---

[1] Quelle: Bundesversicherungsamt, Monitor Versorgungsforschung 2/2014

- Augenärztliche Behandlung (AMD, Katarakt u. a.) 11 %
- Integrierte Behandlung abhängig Erkrankter 9 %
- Innovative Venenbehandlung 3 %
- Besondere ambulante zahnärztliche Behandlung 3 %

Daneben kommen aus älteren Daten der BQS noch folgende Bereiche hinzu:

- Ernährungsstörungen/Adipositas
- Herzinsuffizienz/Telemedizin
- Homöopathie
- Wundversorgung
- (Rücken)Schmerz
- Ambulante OP + Kurzzeitpflege
- Hörsturz
- Schlafapnoe
- Komplexpauschalen KH/Reha (Knie-/Hüft-TEP)

Voraussetzungen für die Teilnahme an IGV-Verträgen ist das Angebot einer Komplexleistung (z. B. stationsersetzende Leistungen). Meist werden auch ein zertifiziertes Qualitätsmanagement und eine Qualitätssicherung sowie (im Fall operativer Leistungen) Mindestzahlen an Operationen pro Operateur verlangt.

Strukturell sind IGV-Leistungen Leistungskomplexe, die mit einer Pauschalvergütung honoriert werden. Das bedeutet, dass jeder daran beteiligte Leistungserbringer einen Anteil an der Honorierung erhalten muss.

Abschluss von IGV-Verträgen

Neben dem Direktabschluss eines IGV-Vertrags mit einer gesetzlichen (oder auch privaten) Krankenkasse kommen ebenso Vertragsabschlüsse über Berufsverbände, Ärztegemeinschaften oder Managementgesellschaften in Frage.

Vergütung von IGV-Leistungen

Die Vergütung für IGV-Leistungen ist im ambulanten Bereich meist deutlich über dem Niveau der EBM-Vergütung. Gerade bei krankenhausersetzenden Leistungen (z. B. ambulanten Operationen) ist diese leicht unter der entsprechenden DRG (Diagnosis Related Groups = Fallpauschalensystem zur Abrechnung bei stationärer Versorgung im Krankenhaus) angesiedelt und damit um den Faktor 2–3 über den EBM-Vergütungen.

Das macht Integrierte Versorgung, neben den erhofften Effekten auf die verbesserte Versorgung der Patienten, auch für niedergelassene Praxen interessant. Allerdings generiert diese Versorgung auch einen nicht unerheblichen zusätzlichen administrativen Aufwand, der nur in größeren Strukturen sinnvoll abzubilden ist. So ist die IGV eine Komplexleistung, an der mehrere Leistungserbringer beteiligt sein können, auf die die pauschale Vergütung auch fair aufgeteilt werden muss. Hier sind transparente und von allen Seiten konsentierte Abrechnungs- und Verteilungsmechanismen notwendig.

Zu beachten ist auch, dass die IGV Garantiezusagen beinhaltet, d. h. kommt der Patient/die Patientin im Rahmen einer IGV-Leistung ein zweites Mal mit der gleichen Symptomatik zur Behandlung, ist diese als Garantieleistung ohne gesonderte Vergütung zu erbringen. Dies ist in der Realität allerdings vor allem im operativen Bereich eher ein theoretisches Problem, sofern der Garantiezeitraum vertraglich definiert ist.

Keine Parallelabrechnung von IGV-Leistungen und KV-Leistungen! Dies erfüllt den Tatbestand des Abrechnungsbetruges.

1.4.4 Impfungen – Präventionsleistungen

Impfungen und sonstige (definierte) Präventionsleistungen werden außerhalb der Budgets der MGV vergütet. Daher lohnt es sich, diesen Bereich in der eigenen Praxis systematisch auszubauen. Zusätzlich hilfreich kann die Einführung eines sog. Recall-Systems sein, bei dem die Patienten durch eine kurze Mitteilung an fällige Wiederholungsimpfungen oder sonstige Präventionsleistungen erinnert werden. Das ist auch eine Maßnahme zur Patientenbindung.

Zu den Präventionsleistungen gehören nach Angaben der KBV:

- Bauchaortenaneurysma-Früherkennung
- Darmkrebsfrüherkennung
- Gebärmutterhalskrebs-Früherkennung
- Gesundheitsuntersuchung Check-up
- Grippeschutzimpfung
- Hautkrebs-Früherkennung
- Schutzimpfungen nach Vorgaben des GBA
- Kinder und Jugendliche: U1 bis J1
- Mammographie
- Ärztliche Schwangerenvorsorge

Detaillierte Abrechnungshinweise, besondere Qualifikationsnachweise und umfangreiches Patienteninformationsmaterial sind über die Internetseiten der KV abruf- bzw. bestellbar[1].

Kurz & knapp

Durch die Teilnahme allgemeinmedizinischer Praxen an der Hausarztzentrierten Versorgung (HZV) können zusätzliche Honoraranteile erwirtschaftet werden.

Vorteil der an DMP teilnehmenden Praxen ist die grundsätzlich extrabudgetäre Vergütung der im Rahmen der DMP erbrachten Leistungen. Damit lassen sich mit der Teilnahme an DMP ebenso wie bei der HZV zusätzliche Honorare außerhalb des budgetierten Bereiches (RLV) erwirtschaften. Dies ist besonders für Praxen mit einem hohen Leistungsanteil im budgetierten Bereich interessant.

Durch die Teilnahme an der Integrierten Versorgung/besonderen Versorgungsverträgen sind extrabudgetäre Leistungen generierbar, die aufgrund einer definierten Vergütung finanziell kalkulierbar sind. Die Praxis kann sich Alleinstellungsmerkmale generieren, die Abhängigkeit von der KV reduzieren und die Liquidität erhöhen.

1 https://www.kbv.de/html/praevention.php

Überprüfen Sie die Möglichkeiten ihrer Praxis, Impfungen oder sonstige präventive Leistungen anzubieten. Dies ist (neben den positiven Effekten auf den extrabudgetären Praxisumsatz) ein gutes Instrument zur Patientenbindung und auch zur nach außen sichtbaren Qualifikation der Praxis.

1.5 Facharztspezifische Ansätze

1.5.1 Ambulante Spezialfachärztliche Versorgung (ASV)

Die ASV wurde 2014 eingeführt und stellt eine besondere Form der ambulanten Behandlung komplexer (schwerer und seltener) Krankheitsfälle dar.

Besonderes Kennzeichen sind Behandlungsteams, die gemeinsam den Patienten behandeln und somit eine fach- und sektorenübergreifende Versorgung sicherstellen. Damit soll den betroffenen Patienten eine qualitativ hochwertige Diagnostik und Therapie auf aktuellem Wissensstand zukommen.

Der gemeinsame Bundesausschuss (GBA) als oberstes Gremium der ärztlichen Selbstverwaltung definiert die Anforderungen der ASV und deren Rahmenbedingungen.

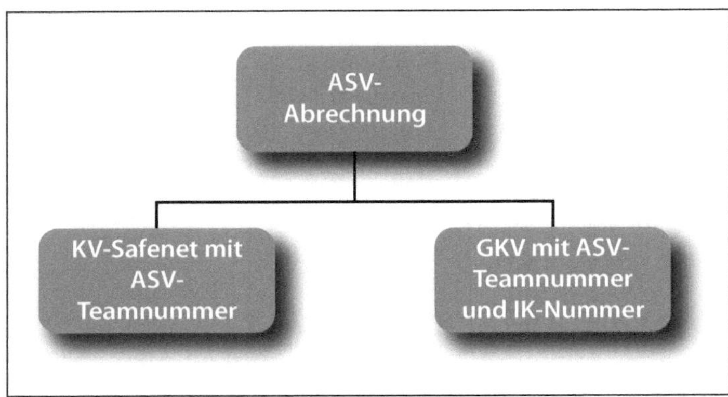

Abb. 1: Mögliche Varianten der ASV-Abrechnung

Damit ist ein neuer Versorgungsbereich entstanden, da hier sowohl niedergelassene Ärzte wie auch Klinikärzte die Patienten ambulant behandeln können. Dies schlägt sich auch in einer Vergütung zu festen Preisen und außerhalb des Praxisbudgets (extrabudgetär) nieder.

Es gibt für die ASV-Abrechnung zwei Varianten:

1. Abrechnung (wie gewohnt) über die KV mittels KV-Safenet im quartalsweisen Rhythmus. Hierfür müssen die ASV-Leistungen mit der sog. „ASV-Teamnummer" gekennzeichnet sein.
2. Abrechnung direkt mit der Krankenkasse des Patienten. In diesem Fall wird neben der ASV-Teamnummer noch ein Institutskennzeichen benötigt (sog. IK-Nummer).

Stand Sommer 2020 gab der Gemeinsame Bundesausschuss (g-BA) folgende Erkrankungen als ASV-fähig an:

- gastrointestinale Tumoren und Tumoren in der Bauchhöhle
- gynäkologische Tumoren
- urologische Tumoren
- Hauttumoren
- rheumatologische Erkrankungen bei Erwachsenen
- rheumatologische Erkrankungen bei Kindern und Jugendlichen
- Tuberkulose und atypische Mykobakteriose
- Mukoviszidose
- Hämophilie
- Morbus Wilson
- Marfan-Syndrom
- pulmonale Hypertonie
- ausgewählte seltene Lebererkrankungen

Die ASV-Teams bestehen aus drei Ebenen:

1. Ebene 1 – die Teamleitung:
   Aufgabe des Teamleiters ist die Koordination der Behandlung im Rahmen der ASV. Gleichzeitig ist er der erste Ansprechpartner für den Patienten. Meist handelt es sich um den

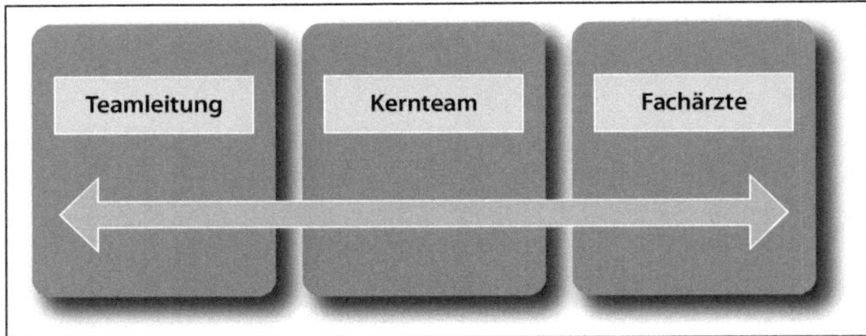

Abb. 2: Aufbau der ASV-Teams

Facharzt, der den Patienten aufgrund seiner Spezialisierung schwerpunktmäßig betreut, z. B. bei Tbc ein Pneumologe.

2. Ebene 2 – das Kernteam:
   Dies besteht aus Fachärzten, die bei der Behandlung der jeweiligen Erkrankung mitwirken.
3. Ebene 3 – die hinzuzuziehenden Fachärzte:
   Hier handelt es sich um ergänzend benötigte Ärzte außerhalb des Kernteams.

Eine Besonderheit der ASV liegt in der Vergütung: Diese ist für Praxis- und Klinikärzte einheitlich und erfolgt zu festen Preisen, extrabudgetär und ohne Mengenbegrenzung:

- Sofern eine EBM-GOP existiert, ist dies die Abrechnungsgrundlage.
- Falls keine EBM-GOP existiert, werden diese Leistungen nach der GOÄ oder den Pauschalen der Onkologie-Vereinbarung[1] vergütet[2].

Die Abrechnung der erbrachten Leistungen erfolgt durch jede Praxis gesondert, indem als eindeutiges Identifikationsmerkmal die ASV-Teamnummer eingesetzt wird.

---

1 Vereinbarung über die qualifizierte ambulante Versorgung krebskranker Patienten „Onkologie-Vereinbarung" (Anlage 7 zum Bundesmantelvertrag-Ärzte) zwischen dem GKV-Spitzenverband (Spitzenverband Bund der Krankenkassen) und der Kassenärztlichen Bundesvereinigung.

2 Es handelt sich um die nicht im EBM abgebildeten Ziffern: 86510, 86512, 86514, 86516, 86518 und 86520.

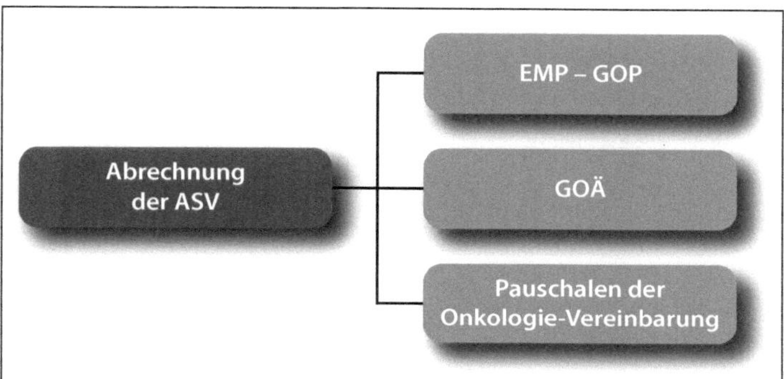

Abb. 3: Abrechnung der erbrachten Leistungen in der ASV

Unter https://www.asv-servicestelle.de/ können Sie weitere Informationen über die ASV abrufen, und auch das gesamte Vorgehen von der Beantragung bis zur Durchführung der Behandlung wird hier erläutert.

Das Institut des Bewertungsausschusses informiert unter http://www.institut-ba.de/service/asvabrechnung.html über die ASV-Abrechnung und stellt Tabellen im Excel- und CSV-Format zur Verfügung.

Umfangreiche Informationen über die ASV erhalten Sie auf der Seite https://www.kbv.de/html/8160.php der Kassenärztlichen Bundesvereinigung.

Das Konzept der ASV ist noch im Fluss. Derzeit kalkuliert sich die Vergütung für die ASV (wie oben beschrieben) auf Grundlage des EBM, ersatzweise der GOÄ oder der Onkologie-Vereinbarungen. Geplant sind zukünftig diagnosebezogene Pauschalen, die jedoch erst noch festgelegt werden müssen.

Ob das Konzept der ASV eine wirkliche Verbesserung der Diagnose und Behandlung von schweren und seltenen Krankheitsverläufen darstellt, wird sich allerdings erst in der Zukunft herausstellen.

1.5.2 Spezialisierte Ambulante Palliativversorgung (SAPV)

Die SAPV ist im § 37 b des SGB V definiert als:

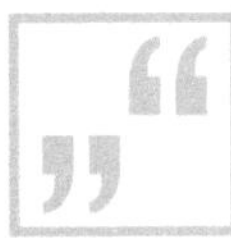

„(1) Versicherte mit einer nicht heilbaren, fortschreitenden und weit fortgeschrittenen Erkrankung bei einer zugleich begrenzten Lebenserwartung, die eine besonders aufwändige Versorgung benötigen, haben Anspruch auf spezialisierte ambulante Palliativversorgung. Die Leistung ist von einem Vertragsarzt oder Krankenhausarzt zu verordnen. Die spezialisierte ambulante Palliativversorgung umfasst ärztliche und pflegerische Leistungen einschließlich ihrer Koordination insbesondere zur Schmerztherapie und Symptomkontrolle und zielt darauf ab, die Betreuung der Versicherten nach Satz 1 in der vertrauten Umgebung des häuslichen oder familiären Bereichs zu ermöglichen; hierzu zählen beispielsweise Einrichtungen der Eingliederungshilfe für behinderte Menschen und der Kinder- und Jugendhilfe. Versicherte in stationären Hospizen haben einen Anspruch auf die Teilleistung der erforderlichen ärztlichen Versorgung im Rahmen der spezialisierten ambulanten Palliativversorgung. Dies gilt nur, wenn und soweit nicht andere Leistungsträger zur Leistung verpflichtet sind. Dabei sind die besonderen Belange von Kindern zu berücksichtigen."[1]

Die palliative Versorgung beginnt, wenn die kurativen Möglichkeiten ausgeschöpft sind und keine Aussicht auf Heilung besteht. Ziel ist es, Leid zu lindern und Lebensqualität zu erhalten.

Damit wird die SAPV definitionsgemäß als Teamleistung erbracht, bei der unterschiedliche Berufsgruppen zusammenarbeiten (Ärzte, Pflege- und Hospizdienste, Psychologen, Sozialarbeiter, Seelsorger, Psychotherapeuten und weitere Kooperationspartner) und die Patienten wie auch deren Familien unterstützen und begleiten.

---

[1] https://www.gesetze-im-internet.de/sgb_5/__37b.html, Unterstreichungen durch den Autor, Stand 24.09.2020

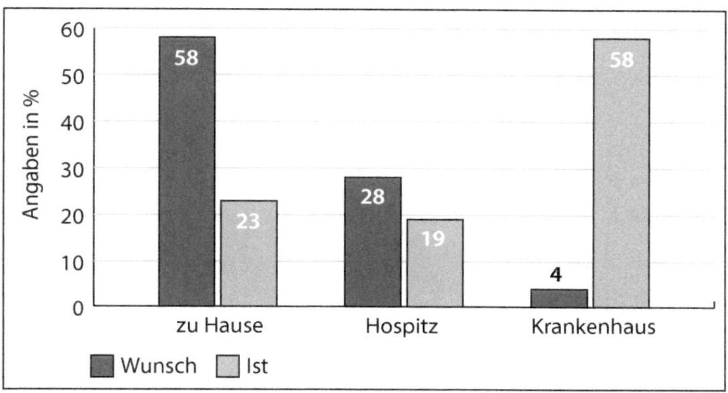

Abb. 4: Sterbeorte in Deutschland (eigene Darstellung nach „Sterben in Deutschland – Wissen und Einstellungen zum Sterben")

In Deutschland klafft der Graben zwischen Wunsch und Wirklichkeit des Sterbeortes[1] weit auseinander:

- 58 % wollen zu Hause sterben, dort sterben tatsächlich jedoch nur 23 %.
- 28 % wollen in einem Hospiz oder Pflegeheim sterben, tatsächlich sterben nur 19 % dort und
- 4 % haben zu Lebzeiten den Wunsch, in einem Krankenhaus zu sterben, in der Realität sind es 58 %.

Für den besonderen ärztlichen Aufwand im Rahmen einer SAPV-Behandlung existieren regional unterschiedlich vergütete Kostenpauschalen (86 510 und 86 512) und Zuschläge (EBM-GOP 86518), die einmal im Behandlungsfall als Quartalspauschalen berechnungsfähig sind.

Die Verordnung einer SAPV kann von allen Vertragsärzten mit dem Formular 63 *(Abb. 5)* und als Erstverordnung nach EBM GOP 01425 oder als Folgeverordnung nach EBM GOP 01426 durchgeführt werden.

1 Eigene Darstellung nach: Deutscher Hospiz- und Palliativverband, Ergebnisse der repräsentativen Bevölkerungsbefragung 2017 „Sterben in Deutschland – Wissen und Einstellungen zum Sterben"

Krankenkasse bzw. Kostenträger

Name, Vorname des Versicherten

geb. am

Kassen-Nr. | Versicherten-Nr. | Status

Betriebsstätten-Nr. | Arzt-Nr. | Datum

Verordnung spezialisierter ambulanter Palliativversorgung (SAPV)

63

☐ Erst-verordnung ☐ Folge-verordnung

☐ Unfall Unfallfolgen

vom T T M M J J bis T T M M J J

Verordnungsrelevante Diagnose(n) (ICD-10; ggf. Organmanifestationen) ______

Die Krankheit ist nicht heilbar, sie ist fortschreitend und weit fortgeschritten.

Komplexes Symptomgeschehen

☐ ausgeprägte Schmerzsymptomatik

☐ ausgeprägte urogenitale Symptomatik

☐ ausgeprägte respiratorische / kardiale Symptomatik

☐ ausgeprägte gastrointestinale Symptomatik

☐ ausgeprägte ulzerierende / exulzerierende Wunden oder Tumore

☐ ausgeprägte neurologische / psychiatrische / psychische Symptomatik

☐ sonstiges komplexes Symptomgeschehen

Nähere Beschreibung des komplexen Symptomgeschehens und des besonderen Versorgungsbedarfs zur Begründung, warum spezialisierte ambulante Palliativversorgung notwendig ist (z. B. therapierefraktäre Schmerzen, Ruhedyspnoe / Erstickungsanfälle, nicht beherrschbares Erbrechen / Durchfälle)

Aktuelle Medikation (ggf. einschließlich BtM) ______

Folgende Maßnahmen sind notwendig

☐ Beratung

☐ a. des behandelnden Arztes

☐ b. der behandelnden Pflegefachkraft

☐ c. des Patienten / der Angehörigen

☐ Koordination der Palliativversorgung

mit folgender inhaltlicher Ausrichtung (Gegenstand, Häufigkeit, evtl. Beratung für Sonstige)

☐ Additiv unterstützende Teilversorgung ☐ Vollständige Versorgung

Nähere Angaben zu den notwendigen Maßnahmen der SAPV

Vertragsarztstempel / Unterschrift des Arztes

Für die Erstverordnung ist die Kostenpauschale 40860, für die Folgeverordnung die Kostenpauschale 40862 berechnungsfähig.

Muster 63 (4.2009)

Antrag des Versicherten

Die spezialisierte ambulante Palliativversorgung wird wie vom behandelnden Arzt verordnet beantragt.

Datenschutzhinweis (§ 67a Abs. 3 SGB X): Damit wir Ihren Antrag auf SAPV-Leistungen bearbeiten können, ist Ihr Mitwirken nach § 60 SGB I erforderlich. Ihre Daten sind im vorliegenden Falle aufgrund § 37b SGB V i. V. m. § 92 Abs. 1 SGB V zu erheben.

Datum T T M M J J

Unterschrift des Versicherten / Vertretungsberechtigten

Angaben des Leistungserbringers für die SAPV

Die verordnete spezialisierte ambulante Palliativversorgung wird für den Zeitraum vom T T M M J J bis T T M M J J erbracht.

Name des Leistungserbringers / ggf. Stempel

Anschrift (Straße, Hausnummer, PLZ, Wohnort) / ggf. Stempel

Institutionskennzeichen des Leistungserbringers

Ansprechpartner (Name)

Telefonnummer

Fax-Nummer

E-Mail

Datum T T M M J J

Stempel / Unterschrift des SAPV-Leistungserbringers

Genehmigung der Krankenkasse

Die spezialisierte ambulante Palliativversorgung wird nach den vereinbarten Sätzen

☐ entsprechend der Verordnung übernommen

☐ in folgendem Umfang übernommen

Die Genehmigung der Krankenkasse ist der Abrechnung beizufügen. Endet die Notwendigkeit vor Ablauf des angegebenen Zeitraums, so erlischt damit auch die Kostenverpflichtung.

Sollte die SAPV über den letzten Bewilligungstag hinaus erforderlich sein, so ist **rechtzeitig vor Ablauf** des genehmigten Zeitraums eine erneute Verordnung bei der Krankenkasse einzureichen.

Auszufüllen, soweit von Seiten der Krankenkasse Bedarf besteht

Name, Vorname des Versicherten

Straße, Hausnummer, PLZ, Wohnort

Versichertennummer

Geburtsdatum T T M M J J J J

Datum T T M M J J

Stempel / Unterschrift der Krankenkasse

Abb. 5: SAPV-Verordnung, Formular 63

Weitere Informationen zur SAPV finden sich in der Broschüre: Palliativversorgung – Möglichkeiten der ambulanten Versorgung, Praxisbeispiele und rechtliche Hinweise der KBV[1]

Kurz & knapp

Für Facharztpraxen stellen diese Behandlungsformen auch unter betriebswirtschaftlicher Sicht Optionen dar, um den Begrenzungen der Budgetierung zu entkommen. Dafür ist jedoch zusätzliche Kompetenz beim Aufbau der Behandlungsteams, in der Erfassung der spezifischen ASV-Leistungen und ihrer Abrechnung notwendig.

1.6 Optimierung der Praxisabläufe

1.6.1 Personalwirtschaft

Personalkosten sind in Praxen meist der größte Ausgabenblock. Ohne qualifizierte und motivierte Mitarbeiterinnen wird keine gute medizinische Leistungserbringung möglich sein.

Umso wichtiger ist es aber auch, die Kompetenzen und Fähigkeiten der Mitarbeiterinnen zu kennen und sinnvoll einzusetzen.

Nicht genutztes Mitarbeiterpotenzial ist beispielsweise Mitarbeiterwissen, welches der Praxis nicht zur Verfügung steht, da es nicht als vorhanden bekannt ist oder nicht abgefragt wird[2].

So lässt ein stressiger Arbeitsalltag möglicherweise keinen Platz für Ideen und Innovationen (z. B. Optimierung von Abläufen, Reduktion von Verschwendung oder Doppelungen), welche aus der Mitarbeiterschaft kommen könnten, wenn eine passende Plattform für die Einspeisung oder Weiterleitung dieser Ansätze zur Praxisleitung fehlt.

---

1 https://www.kbv.de/media/sp/PraxisWissen_Palliativversorgung.pdf

2 Messer-Misak K in: Innovationen und Innovationsmanagement im Gesundheitswesen, Springer Nature 2020

Sinnvolle Delegation

Auch die Delegation von Leistungen, die nicht zwingend ärztlich durchgeführt werden, an nicht-ärztliche Praxismitarbeiterinnen, kann zu einer spürbaren Entlastung und damit zu mehr Zeit für die eigentliche ärztliche Behandlung führen.

Daraus abgeleitet können auch Maßnahmen der Mitarbeiterqualifikation generiert werden, die sowohl eine Entwicklungsmöglichkeit für Mitarbeiterinnen als auch eine Verbesserung der Patientenversorgung darstellen. Es gilt der Grundsatz, die teure ärztliche Arbeitszeit und Arbeitskraft dort einzusetzen, wo sie nicht ersetzbar und wertschöpfend ist, und möglichst vieles, das nicht zwingend der persönlichen Leistungserbringung unterliegt, an entsprechend qualifiziertes Personal zu delegieren.

So können Hausbesuche bei Chronikern auch durch **n**icht-**ä**rztliche **P**raxis**a**ssistentinnen (NäPAs), Wundassistentinnen oder **e**ntlastende **V**ersorgungsassistentinnen in der **A**llgemeinarztpraxis (EVAs) durchgeführt werden. Wenn diese eine Möglichkeit haben, während des Hausbesuches mit dem behandelnden Arzt Kontakt aufzunehmen, können auch „online" Veränderungen in der Medikation/Therapie oder Anliegen der Patienten geklärt werden, d. h. ohne die zwingende Anwesenheit des Arztes vor Ort.

Regelmäßige Teambesprechungen

Bereits die Richtlinien zum Qualitätsmanagement des gemeinsamen Bundesausschusses beinhalten nicht umsonst als messbaren Qualitätsindikator die Durchführung von regelmäßigen Mitarbeiter- bzw. Teambesprechungen. In einem solchen Setting lassen sich die bis dahin zusammengekommenen Anregungen und Änderungswünsche aufarbeiten und ggf. in die neuen Praxisabläufe integrieren.

Der PDCA-Zyklus

Wirtschaftstheoretisch kann das auch als Nutzung des Kaizen-Konzepts zur „kontinuierlichen Verbesserung“ gedeutet werden. Der Name setzt sich zusammen aus den japanischen Begriffen „Kai“ („Veränderung“) und „Zen“ („zum Besseren“). Die Kaizen-Methode zielt darauf ab, Unternehmen täglich besser zu machen – durch viele kleine Schritte. Und das kann auch in der Praxis umgesetzt werden.

Werden diese Veränderungen auch strukturiert umgesetzt, dann kann dieser Prozess mit einem Plan-Do-Check-Act-Zyklus visualisiert werden *(Abb. 6)*.

Konkret bedeutet dies, dass bei bestehendem Konsens des Behandlungsteams eine Änderung in die Praxisabläufe integriert und nach deren Einführung auch überprüft wird, ob die gewünschte Veränderung/Verbesserung eingetreten ist. Logischerweise ist der nächste Schritt eine Feinjustierung oder Abänderung, um das gewünschte Ziel zu erreichen.

Dieser systematisierte Ablauf kann natürlich auch in anderen Bereichen genutzt werden, um einen kontinuierlichen Verbesserungsprozess anzustoßen und aufrecht zu erhalten.

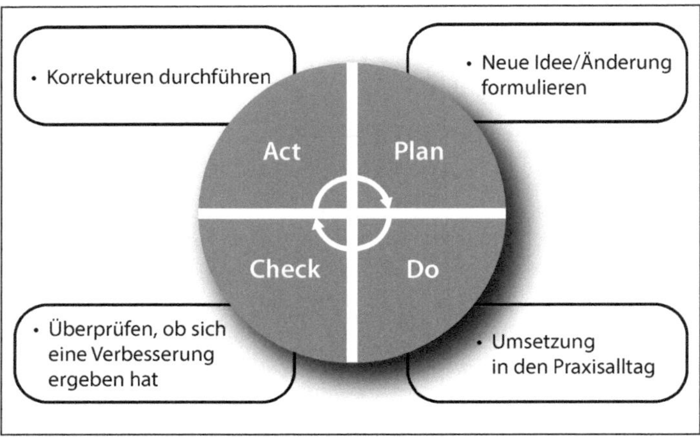

Abb. 6: PDCA-Zyklus nach Deming (eigene Darstellung)

Neben der Gewinnung von geeignetem und möglichst kompetentem Personal ist auch die Personalentwicklung eine wesentliche Größe.

Schritt 1: Personalgewinnung

Da in Praxen überwiegend Frauen arbeiten, werden sich immer wieder Veränderungen in der „Frauschaft" ergeben, die durch Ausfälle durch Schwangerschaft, den Wunsch nach Teilzeitarbeit beim Wiedereinstieg nach der Kinderpause oder Reduktion der Arbeitszeit aufgrund von zu pflegenden Angehörigen ergeben.

Um hier nicht personalmäßig ins Schleudern zu kommen, haben sich ein paar grundsätzliche Maßnahmen bewährt.

Bevor eine Stelle ausgeschrieben und die Personalsuche gestartet wird, sollte praxisintern die Erwartungshaltung an „die Neue" geklärt werden. Was wird das zukünftige Aufgabengebiet sein, welche Kompetenzen und welcher Stellenumfang sind dafür notwendig. Profis sprechen hier von einer Stellenbeschreibung. Diese ist auch hilfreich, um bei mehreren Bewerberinnen eine Vorselektion vorzunehmen und sich auf die erfolgversprechenden Vorstellungsgespräche zu konzentrieren.

Schritt 2: Personalentwicklung

Nach der Einstellung neuer Mitarbeiter und Mitarbeiterinnen sollte die Weiterentwicklung im Sinne einer Gewinnung zusätzlicher Kompetenzen und Qualifikationen angestrebt werden. Diese können für die Praxis hilfreich in den verschiedensten Bereichen geschehen, z. B. Abrechnung von KV-, Privat-, BG-, IGeL-, DMP-, IGV- oder Selbstzahlerleistungen, fachlichen Weiterqualifikationen, wie Wundmanagement, NäPA-Ausbildung, Hygienekurse, Qualitätsmanagement, bis hin zur leitenden MFA. Entscheidend aus wirtschaftlicher Sicht ist jedoch, dass die Mitarbeiterinnen nicht nur Fortbildungen (auf Kosten der Praxis) machen, sondern das neu erworbene Wissen auch wertschöpfend für die Praxis einsetzen.

Schritt 3: Personalführung (Leadership)

Personalführung kann als eine zielorientierte interpersonale Einflussnahme zur Erfüllung gemeinsamer Aufgaben in einer strukturierten Arbeitssituation[1] definiert werden.

Personal zu führen bedeutet in der Arztpraxis:

- Ziele mitarbeiterbezogen zu definieren
- Personalplanung für ein Funktionieren des Praxisbetriebes zu betreiben
- Delegation von Aufgaben, Befugnissen und Verantwortung
- ein gedeihliches Zusammenarbeiten zu gewährleisten, Konflikte zu verhindern oder zu entschärfen
- Beurteilungen zu erstellen
- Führungskompetenz als Führungskraft zu besitzen oder zu erwerben

Führungskräfte-Typen[2]

- Autoritärer Führer
  Klare Zielvorgaben, bestimmt und lenkt die Aktivitäten und teilt jeder Person ihre Aufgaben zu. Einzelne Mitglieder der Gruppe werden persönlich gelobt und getadelt. Die autoritäre Führungsperson nimmt aber wenig am Arbeitsprozess der Mitarbeiter teil.
- Demokratischer Führer
  Er bezieht die Mitarbeiterinnen und Mitarbeiter in seine Entscheidungen ein. Auf Wunsch werden Ratschläge erteilt. Die Mitarbeiter organisieren sich ihre Arbeitsverteilung selbst. Der demokratische Führer strebt nach objektiven Maßstäben der Kritik und versucht, am Gruppenprozess teilzuhaben.
- Laissez-faire-Führer
  Der Laissez-faire-Führer ermöglicht den Mitarbeitern bei Entscheidungen völlige Freiheit (frz.: faire = machen, laissez

---

1 Definition nach Wunderer und Grundwald in Wunderer R: Führung – wohin führst du? Die Unternehmung, 39. Jg. (1985)

2 nach Lewin in Weibler J: Personalführung, München 2001

= lasst). Er beteiligt sich nur minimal am Geschehen, stellt aber benötigtes Arbeitsmaterial zu Verfügung und vermeidet, die Tätigkeit der Mitarbeiter positiv oder negativ zu bewerten.

Welcher Typus von Führungskraft sind Sie als Leadership-Ausübende/r?

An Führungskräfte im Bereich der Personalführung werden hohe Anforderungen gestellt. So sind personale Kompetenzen zu entwickeln, wie Lernbereitschaft in Sachen Personalführung, ein ständiges Bemühen um Selbstwahrnehmung, damit man sich der eigenen Stärken und Schwächen, Denkweisen und Verhaltensmuster gewahr werden kann, Empathie (Integrationsfähigkeit, Dialogfähigkeit und Kundenorientierung) und natürlich: Gestaltungswillen, also die Bereitschaft, sich Aufgaben, Verantwortung und Befugnisse anzueignen.

Auch sind Praxisleitungen darauf angewiesen, dass die Mitarbeiter sie als vertrauenswürdig einstufen. Hier spielen Begriffe wie Kompetenz, Integrität und Loyalität, Kommunikationsfähigkeit und Gutwilligkeit (= Fehlen destruktiver Absichten) eine große Rolle.

Warum diese Hinweise in einem Fachbuch zum Thema Wirtschaftlichkeit in der Arztpraxis?

Die Mitarbeiter und Mitarbeiter sind entscheidend für den wirtschaftlichen Erfolg. Missstimmungen im Team, die nach außen gelangen, verändern die Fremdwahrnehmung der Praxis ins Negative. Freundliche, sich mit der Praxis identifizierende Mitarbeitende strahlen bereits beim ersten Telefonkontakt oder an der Rezeption positive Signale auf die Praxisbesucher und deren Begleitpersonen aus. Ihre Motivation endet nicht nach Feierabend und sie werden eher Ideen und Anregungen weitergeben und ihr Arbeitsumfeld positiv beeinflussen.

Mitarbeitermotivation

Es gibt zwei Arten von Mitarbeitermotivation:

- Extrinsische Motivation
  Hier handelt es sich um von außen kommende Anreize. Das kann eine Belohnung sein, etwa die Aussicht auf eine Prämie, Gehaltserhöhung oder eine Beförderung, aber auch im negativen Sinn, die Androhung von Strafe, etwa eine Abmahnung.
- Intrinsische Motivation
  Führt jemand hingegen eine Handlung aus um der Handlung selbst willen, ist er intrinsisch motiviert. Die Tätigkeit macht ihm oder ihr entweder einfach Spaß, wird als sinnstiftend wahrgenommen oder stellt eine spannende Herausforderung dar.

Anreize zur Mitarbeitermotivation[1] können auf drei Ebenen stattfinden (und nicht nur mit dem Drehen an der Gehaltsschraube):

- Materielles Umfeld
  Arbeitsplatzbedingungen, Gestaltung des Arbeitsplatzes, Ausstattung, Arbeitszeiten, Gehalt. Es ist ein weitverbreiteter Irrtum, dass Geld alleine Menschen zu guter Arbeit motiviert. Um dieses zu erreichen, müsste eine motivationssteigernde Gehaltserhöhung massiv sein. Anders sieht das bei Bonuszahlungen für besonders gute Leistungen aus: Diese variablen Aufschläge zum Fixgehalt können tatsächlich motivierend wirken, allerdings nur, wenn sie in „einem transparenten System durch eigene Leistung" beeinflusst werden können.
- Psychisches Umfeld
  Führungsstil der Vorgesetzten und die Atmosphäre in der Zusammenarbeit mit den Kolleginnen und Kollegen. Denn wichtiger als Geld sind den meisten Menschen weiche Faktoren, wie ein kollegiales Arbeitsklima und eine erfüllende

[1] Quelle: https://softgarden.de/ressourcen/glossar/mitarbeitermotivation/

Tätigkeit. Auch der gelebte Führungsstil und die Kommunikation der Vorgesetzten beeinflusst ebenso wie Lob und Anerkennung die psychische Motivation der Mitarbeitenden.

- Privates Umfeld
  Ein großes Thema ist hier die Work-Life-Balance, d. h. die Vereinbarkeit zwischen privaten und beruflichen Interessen, Job und Freizeit. Dies ist der Beeinflussung durch die Arbeitgeberseite wenig zugänglich, aber sollte im Hinterkopf der Führungsverantwortlichen präsent bleiben.

Gehälter für Medizinische Fachangestellte

Im Praxisalltag tun sich viele Praxisinhaber und -inhaberinnen mit Gehaltsverhandlungen sehr schwer. Dies wird auch dadurch beeinflusst, dass oft keine Vorüberlegungen zu dieser Problematik angestellt werden und kaum Informationen zur Verfügung stehen. Hinzu kommt das Gefühl, bei einem Arbeitskräftemangel mittels „Drehen an der Gehaltsschraube" bessere Chancen auf motivierte und leistungsfähige Mitarbeiterinnen zu bekommen. Oft muss auch schnell ein Ersatz für ausscheidende oder auch in Mutterschutz gehende Mitarbeiterinnen gefunden werden, um den Praxisbetrieb im gewohnten Rahmen aufrecht zu erhalten.

Dabei ist es nicht unbedingt schwierig, ein faires Verfahren zur Gehaltsbemessung für MFA zu finden. Die Bundesärztekammer veröffentlicht jährlich einen über die dort angesiedelte „Arbeitsgemeinschaft zur Regelung der Arbeitsbedingungen der Arzthelferinnen und Medizinischen Fachangestellten" (AAA) mit dem „Verband medizinischer Fachberufe e.V." ausgehandelten Tarifvertrag für MFA.

Dieser Tarifvertrag sieht 5 Gehaltsgruppen nach Berufsjahren und 6 Tätigkeitsgruppen vor. Das Grundgehalt in Gehaltsgruppe 1 und Tätigkeitsgruppe 1 beginnt bei 1 970,19 € und gipfelt in einer Endstufe (Gehaltsgruppe 5/Tätigkeitsgruppe 6) von 3 882,62 €.

Tab. 8: Gehaltsgruppen und -stufen für MFA (eigene Darstellung nach BÄK (AAA))

	Tätigkeits-gruppe I in Euro	Tätigkeits-gruppe II in Euro	Tätigkeits-gruppe III in Euro	Tätigkeits-gruppe IV in Euro	Tätigkeits-gruppe V in Euro	Tätigkeits-gruppe VI in Euro
Stufe 1: 1.–4. Berufsjahr	1 970,19	2 117,95	2 216,46	2 364,23	2 561,25	2 955,29
Stufe 2: 5.–8. Berufsjahr	2 139,34	2 299,79	2 406,76	2 567,21	2 781,14	3 209,01
Stufe 3: 9.–12. Berufsjahr	2 275,42	2 446,08	2 559,85	2 730,50	2 958,05	3 413,13
Stufe 4: 13.–16. Berufsjahr	2 339,67	2 515,15	2 632,13	2 807,60	3 041,57	3 509,51
Stufe 5: ab dem 17. Berufsjahr	2 588,41	2 782,54	2 911,96	3 106,09	3 364,93	3 882,62

Da die Gehaltsgruppen sich an der Dauer der Berufsjahre und die Tätigkeitsgruppen an der Qualifikation orientieren, ist hier ein für beide Seiten (Arbeitnehmer/Arbeitgeber) ein faires und nachvollziehbares Bemessungssystem für diesen schwierigen Bereich verfügbar.

Es wird auch eine Berechnungsformel für Teilzeitbeschäftigte angegeben:

Bruttogehalt bei Vollzeitbeschäftigung:

167 Stunden pro Monat ×
Wochenstundenzahl der Teilzeitbeschäftigung × 4,33
= Bruttogehalt der Teilzeitbeschäftigung

Ebenso sind die Ausbildungsvergütungen[1] in diesem Tarifvertrag geregelt:

im ersten Jahr monatlich: 865 €
im zweiten Jahr monatlich: 910 €
im dritten Jahr monatlich: 960 €

Das Brutto-Gehalt aus Sicht des Arbeitgebers

Die Arbeitgeberanteile an den Sozialabgaben sind beispielhaft für das Jahr 2020 in *Tabelle 9* dargestellt.

Tab. 9: Arbeitgeberanteile im Jahr 2020

Sozialabgaben	Arbeitgeberanteile in Prozent
Krankenversicherung	7,30 %
Pflegeversicherung	1,525 %
Rentenversicherung	9,30 %
Arbeitslosenversicherung	1,20 %
Insolvenzgeldumlage	0,06 %
gesetzliche Unfallversicherung	Beiträge abhängig von den Gefahrenklassen, die für den Betrieb gelten

1 Gehaltstarifvertrag für Medizinische Fachangestellte/Arzthelferinnen (2019)

Insgesamt beträgt die zusätzliche Belastung bei einem verhandelten Arbeitnehmergehalt derzeit 20,94 %. Diese muss in der Betrachtung der Gehaltssummen berücksichtigt werden. Damit erhöhen sich die Kosten für Gehälter der MFA aus Sicht eines Praxisinhabers folgendermaßen:

Grundgehalt (Gehaltsgruppe 1/Tätigkeitsgruppe 1):

1 970,19 € auf 2 382,75 € und
Endstufe (Gehaltsgruppe 5/Tätigkeitsgruppe 6):
3 882,62 € auf 4 695,64 € monatlich.

Minijobs[1]

Minijobs sind „geringfügige Beschäftigungen" mit bis zu 450 Euro regelmäßigem Lohn im Monat. Bei einem Minijob zahlt der Arbeitnehmer weder in die Arbeitslosenversicherung noch in die gesetzliche Kranken- und Pflegeversicherung ein. Auch fallen normalerweise keine Steuern an. Allerdings sind Minijobber rentenversicherungspflichtig, können sich jedoch davon befreien lassen. Aus Arbeitgebersicht fallen für gesetzlich krankenversicherte Arbeitnehmer in einer geringfügig entlohnten Beschäftigung Pauschalbeiträge zur Krankenversicherung (13 %) und Rentenversicherung (15 %) sowie gesetzliche Unfallversicherung (1,6 %) an.

Midi-Jobber

Midi-Jobber verdienen im Monat regelmäßig mehr als 450 Euro, aber höchstens 1 300 Euro und zahlen etwas weniger Sozialversicherungsbeiträge. Dies wird seit 2019 auch als „Übergangszone" bezeichnet. In dieser unterliegen die Arbeitsentgelte der Beitragspflicht in allen Zweigen der Sozialversicherung. Arbeitgeber zahlen für das gesamte Arbeitsentgelt die Hälfte des Gesamtsozialversicherungsbeitrages (20,94 %).

[1] Quelle: Bundesministerium für Arbeit und Soziales

Kurzfristig Beschäftigte

Als kurzfristig Beschäftigte werden Aushilfen und Ferienjobber zusammengefasst, die von vornherein nur 70 Tage oder drei Monate im Jahr arbeiten. Sie sind sozialversicherungsfrei.

Ob sich Mini- und Midi-Jobber oder kurzfristig Beschäftigte für eine Tätigkeit in einer Arztpraxis eignen, ist eine individuelle Entscheidung. Jedoch ist eine Minijob-Beschäftigung bei Reinigungspersonal durchaus interessant unter dem Gesichtspunkt der Einsparung von Sozialabgaben.

Gehälter für angestellte Ärztinnen und Ärzte

Da sich in Zukunft vermutlich größere Praxiseinheiten in Form von Gemeinschaftspraxen, Partnerschaftsgesellschaften und Medizinischen Versorgungszentren bilden werden, ist es auch notwendig, Bemessungsgrundlagen für Gehälter von angestellten Ärztinnen und Ärzten zu haben.

Sinnvoll ist auch hier die Orientierung an bereits bestehenden Tarifverträgen, wie beispielsweise dem Tarifvertrag für kommunale Krankenhäuser (TV Ärzte VKA), der zwischen der Vereinigung der kommunalen Arbeitgeberverbände (VKA) und der Gewerkschaft Marburger Bund verhandelt wird.

Die Orientierung an einem solchen Tarifvertrag ermöglicht es bei Gehaltsverhandlungen, zwischen Arbeitgebern aus dem niedergelassenen Bereich und Ärzten, die aus dem Krankenhausbereich in ein Anstellungsverhältnis in der Praxis wechseln, eine Vergleichbarkeit herzustellen. Denn entscheidend ist neben den anderen Vorteilen einer Tätigkeit im ambulanten Bereich auch die Frage des Verdienstes.

Beim VKA-Tarifvertrag erfolgt die Eingruppierung der Ärztinnen und Ärzte nach den folgenden Tätigkeitsmerkmalen:

Entgeltgruppe I: Ärztin/Arzt
Entgeltgruppe II: Fachärztin/Facharzt
Entgeltgruppe III: Oberärztin/Oberarzt
Entgeltgruppe IV: Leitende Oberärztin/Leitender Oberarzt

Die Stufen 1–6 orientieren sich an der Dauer der bisherigen ärztlichen Tätigkeit.

Mit diesen Zahlen im Hinterkopf und dem Wissen um den 20,94 %igen Aufschlag aus Sicht eines Arbeitgebers lässt sich kalkulieren, ob die Anstellung einer Ärztin/eines Arztes durch die generierten Praxiseinnahmen (oder die Erhöhung der Lebensqualität bei Absenkung der eigenen Arbeitszeitbelastung) gerechtfertigt werden kann.

Tab. 10: Tarifvertrag für Ärztinnen und Ärzte nach VKA (eigene Darstellung nach Tabelle TV-Ärzte/VKA gültig ab 1. Januar 2021 (monatlich in Euro))

Entgeltgruppe	Stufe 1	Stufe 2	Stufe 3	Stufe 4	Stufe 5	Stufe 6
I	4 694,75	4 960,89	5 150,94	5 480,94	5 873,21	6 034,78
II	6 196,32	6 715,85	7 172,04	7 438,15	7 697,88	7 957,64
III	7 761,27	8 217,43	8 870,03	–	–	–
IV	9 129,74	9 782,39	–	–	–	–

Eine Möglichkeit zur Gehaltssteigerung für angestellte Ärztinnen und Ärzte könnte die Übernahme von KV-Bereitschaftsdiensten sein, deren Honorarerlöse „durchgereicht“ werden.

Auch hier stellt sich die Frage nach einem 13. Monatsgehalt, welches zur Verhinderung hoher Liquiditätsbelastungen für die Praxis sinnvollerweise auf die 12 Gehaltszahlungen des Jahres verteilt wird.

1.6.2 Materialwirtschaft

Bei den in Arztpraxen verbrauchten Materialien muss zwischen dem Verbrauchsmaterial (= Praxisbedarf) und dem Sprechstundenbedarf unterschieden werden.

Verbrauchsmaterialien sind auf Kosten der Praxis zu beschaffen und damit ein beeinflussbarer Kostenfaktor. Die diesbezügliche Lagerhaltung sollte sich auf überschaubare Zeiträume ausrichten, um einerseits zu verhindern, dass Mindesthaltbarkeitsdaten überschritten und damit das Material verworfen werden muss und andererseits nicht zu viel (totes) Kapital gebunden wird. Kaum eine Praxis benötigt heute Material, das erst in 2 Jahren aufgebraucht sein wird.

Auch ist es sinnvoll, zusammen mit den Mitarbeiterinnen festzulegen, welche Materialien in welcher Menge bevorratet werden, und regelmäßige Inventuren durchzuführen, um sog. „Lagerleichen" aufzuspüren.

Lagerlogistik

Prinzipiell gilt auch für das Materiallager einer Praxis die „first in first out" (FIFO)-Regel, bei der die eingelagerten Waren so entnommen werden, dass die schon am längsten eingelagerten Produkte vorrangig verbraucht werden. Das verhindert Verfall und damit finanziell gesehen die Verschwendung.

Da es in der Lagerwirtschaft Schnelldreher und Langlieger gibt, ist herauszufinden, welche Produkte zu welcher Gruppe gehören. Besonders bei den Langliegern sind die Verfallsdaten zu beachten und die Produkte zuerst zu verwenden, deren Verfallsdatum näher rückt.

Bei den Schnelldrehern ist zu beachten, dass ausreichende Lagerbestände vorhanden sind. Hier sollte eine Nachbestellung bereits bei Unterschreiten eines Mindestbestands ausgelöst werden, um einen Mangel zu vermeiden.

Für die Nachbestellung haben sich entweder analoge oder digitale Bestellformulare bewährt, auf denen die genaue Artikelbezeichnung, Verpackungseinheiten (VE) und Mindestbestellmengen hinterlegt sind, um Fehl- oder Überlieferungen zu vermeiden. Diese werden an die Lieferanten gefaxt oder per E-Mail versandt und mit einer Bestellbestätigung mit voraussichtlichem Lieferdatum beantwortet.

Verschiedene Hersteller von Praxis-Verbrauchsmaterial bieten für die Lagerhaltung maßgeschneiderte Dienstleistungen an, die von einer Online-Bestellung bis hin zum sog. Regalservice reichen, bei dem das Lager in regelmäßigen Intervallen vom Personal des Fremddienstleisters befüllt wird. Die dafür erhobene Gebühr muss mit den Einsparungen an eigener Arbeitskraft und Arbeitszeit aus der Praxis in einem sinnvollen Verhältnis stehen.

Als weitere Optimierungsmaßnahme können Zahlungsziele vereinbart werden, so dass die gelieferte Ware erst einige Wochen später bezahlt wird. Beispielsweise Zahlungsziel 6 Wochen – d. h. die Zahlung erfolgt erst 6 Wochen nach der Lieferung. Dies schont die Liquidität der Praxis.

Definition Sprechstundenbedarf (SSB)

Mittel, die im Rahmen einer vertragsärztlichen Behandlung bei mehr als einem Berechtigten, d. h. Patienten, angewendet werden oder für Notfälle vorrätig sein müssen[1].

Als Sprechstundenbedarf[2] kommen in Frage:

- Arzneimittel
- Desinfektions-, Reinigungs- und Pflegemittel
- Diagnostika, Laborbedarf, Diagnosebedarf
- Einmalbedarf zur Injektion, Infusion, Drainage oder Entnahme
- Gefäße (z. B. medizinische Gase), Instrumente, Geräte und Zubehör
- urologischer Bedarf
- Verband-, Kompressions- und OP-Material
- Sera und Impfstoffe (z. B. Immunglobulin oder aktive Immunisierung gegen Wundstarrkrampf)
- sonstiger Bedarf

Es ist jedoch nicht erlaubt, diesen Sprechstundenbedarf für Privatpatienten, Selbstzahler, Behandlungen im Rahmen von IGeL oder für BG-Fälle einzusetzen.

---

1 DocCheck Flexikon

2 Eigene Darstellung nach der Systematik der KV Bayern in: KVB Sprechstundenbedarfs-Vereinbarung, Stand 1. Januar 2019

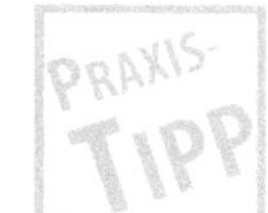

Der Sprechstundenbedarf wird zulasten der gesetzlichen Krankenversicherungen verordnet (entspr. Sprechstundenbedarfsrezept) und unterscheidet sich zwischen den einzelnen Kassenärztlichen Vereinigungen. Hier empfiehlt sich eine regelmäßige Überprüfung der Sprechstundenbedarfsvereinbarung der KV, in deren Zuständigkeitsbereich sich die Praxis befindet. So wird vermieden, dass auf Kosten der Praxis Materialien beschafft werden, die per Rezept mit den Kostenträgern abgerechnet werden können.

Wichtig ist es bei Konfektionierungen (wie Sets, Kit-Packs, OP- oder Verbandssets) darauf zu achten, dass keine Mischung aus SSB- und Nicht-SSB-Produkten erfolgt. Solche Misch-Sets sind nicht verordnungsfähig.

Die Artikel des Sprechstundenbedarfes rechnet der Lieferant direkt mit der Krankenkasse ab. Hier hat die Praxis mangels Transparenz keinen Einblick in die Preisgestaltung. Meist liegen Pauschalen zugrunde und die Gewinnoptimierung des Lieferanten liegt in möglichst günstigen Einkaufskonditionen.

Es besteht auch die Möglichkeit des Direktbezuges vom Großhändler oder Hersteller, wenn die Produkte von der Apothekenpflicht ausgenommen sind. Das Rezept erhält dann der Großhändler oder Hersteller direkt und rechnet mit dem GKV-Verband ab.

Beispiele hierfür sind:

- Infusionslösungen (Behältnisse mit mindestens 500 ml)
- nicht apothekenpflichtige Verbandmittel (z. B. Verbandmittel ohne Wirkstoffzusatz)
- Nahtmaterial
- Einmalartikel

Auch bei der Verordnung von Sprechstundenbedarf ist das Wirtschaftlichkeitsgebot nach § 12 SGB V und die Prüfungsvereinbarung nach § 106 SGB V (arztbezogene Prüfungen ärztlich verordneter Leistungen) zu beachten!

1.6.3 Lean Management in der Arztpraxis[1]

Mit einem „schlanken Management" wird versucht, das Denken und Handeln in einem Unternehmen – und auch in der Arztpraxis – so zu beeinflussen, dass auf Unnötiges verzichtet wird. Besonders Doppelspurigkeiten sollen vermieden werden, denn diese führen zu einer Verschwendung von Arbeitszeit.

Der Begriff des Lean Managements stammt aus der Wirtschaft, hat aber bereits im Gesundheitswesen – insbesondere in Krankenhäusern – Einzug gehalten.

Ziele des Lean Managements sind meist eine Verbesserung der Effizienz und Produktivität bei gleichbleibender Qualität und gleichbleibendem oder sogar reduziertem Ressourceneinsatz.

Es sind alle Praxistätigkeiten auf den Patienten auszurichten, um Mehrwert ohne Verschwendung zu generieren. Alles, was keinen Beitrag zum Patientennutzen leistet und damit weder wertschöpfend noch für die Organisation existenziell wichtig ist, sollte eliminiert werden.

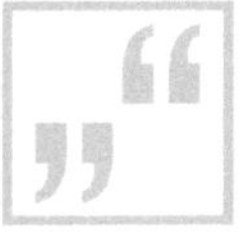

„Unter Verschwendung wird jede Aktivität verstanden, die Ressourcen verbraucht (und damit Kosten verursacht), jedoch keinen Wert erzeugt (sog. „non value adding activities"). Dabei handelt es sich um Problembereiche, die den Arbeitsfluss aufhalten oder fragmentieren, wie z. B. immer wiederkehrende Fragen aufgrund von Informationsdefiziten"[2].

Erfahrungsgemäß sind Einzelpraxen häufig hocheffizient, solange das Behandlungsteam gut eingespielt ist und kein Personalwechsel bzw. -ausfälle eintreten. In größeren Praxen (Gemeinschaftspraxen, MVZ) ist der Organisationsaufwand erheblich höher und gerade diese eignen sich besonders für einen Lean-Management-Ansatz.

1 Wesentliche Inhalte dieses Kapitels stammen aus: Prozessinnovation in der Praxis – Die Anwendung der Lean-Methode auf Arztpraxen, erschienen in: Innovationen und Innovationsmanagement im Gesundheitswesen, Springer Gabler 2020

2 Aus: Prozessinnovation in der Praxis, s.o., S. 183

Inzwischen werden die potenziellen Verschwendungsarten in folgende Kategorien eingeteilt:

1. Fehler und Korrekturen
   Angefangene Tätigkeiten werden durch Störungen unterbrochen. Der notwendige Aufwand, um eine angefangene Tätigkeit zu beenden oder zu korrigieren, kann zu Qualitätsverlusten durch Fehler führen.
2. Bestände und Vorräte
   Unübersichtlich gelagerte oder nicht zweckmäßig dimensionierte Bestände sind gebundenes Kapital und sind aufwändig zu bewirtschaften
3. Laufwege/Bewegungen
   Wechseln von einer Tätigkeit zu anderen, ohne die erste abgeschlossen zu haben, gerade bei hohem Arbeitsdruck, führt zu erneuten Kontrollen und Nachfragen.
4. Wartezeiten
   sind unproduktive Zeiten, egal ob auf Patienten, Informationen, Befunde, Material oder Entscheidungen gewartet werden muss.
5. Überproduktion
   Darunter können völlig unnötig durchgeführte Tätigkeiten zusammengefasst werden, wie die parallele analoge und digitale Erfassung oder Bereitstellung von Daten.
6. Transporte
   von Materialien, Produkten oder Patienten zwischen den einzelnen Arbeitsorten und Prozessschritten führen zu unnötigen und langen Transportwegen.
7. Nicht genutztes Mitarbeiterpotenzial
   Mitarbeiterwissen, welches nicht abgefragt wird, steht der Praxis auch nicht zur Verfügung.

Für die Einführung eines schlanken Managements in der Arztpraxis sind zwei Ansätze denkbar:

Eine kontinuierliche Verbesserung (Kaizen-Prinzip) versus eine radikale Verbesserung (Reengineering). Die beiden Vorgehensweisen unterscheiden sich in Dauer, Umsetzungsgeschwindigkeit, Investitionsaufwand und Systematik deutlich. Während es bei einer schrittweisen Verbesserung der bestehenden Prozesse durch die Mitarbeitenden (Bottom-up) zu einem linearen Anstieg kommt, wird bei einer radikalen Neugestaltung auf Initiative der Praxisleitung (Top-down) nach einer Umstellungsunterbrechung ein steilerer Anstieg der Praxisleistung eintreten, da der Veränderungsumfang beim Prozessreengineering deutlich höher ist.

Achtung: Entscheidend ist der Zeitpunkt der Maßnahme!

Bei einer relativ gut laufenden Praxis ist die kontinuierliche Verbesserungsstrategie die Methode, welche die geringsten Widerstände auslöst. Auch kann ein kontinuierlicher Verbesserungsprozess angestoßen werden, in dem Praxisleitung und Mitarbeitende immer wieder die Praxisabläufe auf Schwachstellen und damit Verschwendungspotenzial überprüfen und Optimierungen erreichen. Somit kann die Anwendung von Lean Management als ein Lernsystem mit langfristiger Perspektive in die Praxis integriert werden.

Befindet sich die Praxis jedoch in einer organisatorisch-finanziellen Krisensituation, wird ein grundlegendes Prozessreengineering meist unter Zuhilfenahme externer Unterstützung notwendig werden. Dabei werden die gesamten Praxisabläufe umgestellt und neue Arbeitsweisen eingeführt. Widerstände und Ablehnung sind damit vorprogrammiert und bedürfen einer konsequenten und durchgreifenden Führungsleistung durch die verantwortlichen Personen in der Praxisleitung.

Der Ablauf einer Lean-Management-Maßnahme in der Arztpraxis kann mit *Abbildung 7* verdeutlicht werden:

1. Vor dem Beginn sind die Ziele klar zu definieren, am besten mit der SMART-Methode: **s**pezifisch, **m**essbar, **a**ttraktiv, **r**ealistisch und **t**erminiert.
2. Es benötigt eine kleinere engagierte Arbeitsgruppe, die die Verbesserungsarbeit gezielt und kontinuierlich verfolgt.

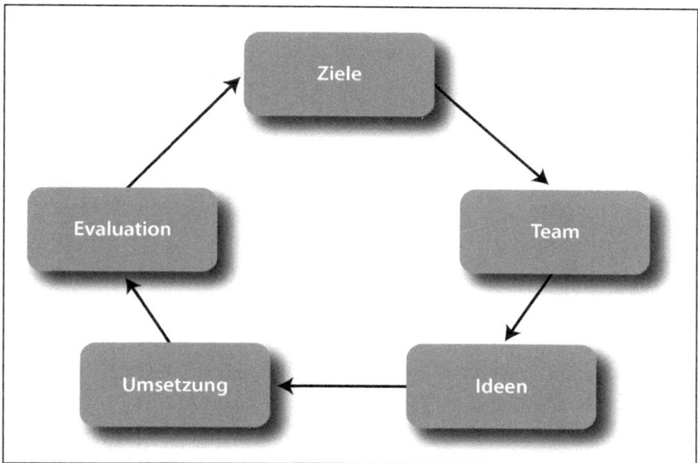

Abb. 7: Ablauf einer Lean-Management-Maßnahme (eigene Darstellung nach: Angerer/Hollenstein, Prozessinnovationen in der Praxis)

Dieses Team sollte alle Berufsgruppen in der Praxis, also Ärztinnen und Ärzte wie auch die Medizinischen Fachangestellten umfassen.

3. Neue Ideen können durch einen Perspektivwechsel, „Was wäre wenn…"-Ansätzen, Brainstorming oder Beobachtungen des Praxisablaufes und Beobachtungen/Fehlermeldungen der Mitarbeitenden gesammelt werden.
4. In der Umsetzung wird die Idee zur Tat. Es können auch erst Prototypen entwickelt werden, die nach Testung über einen definierten Zeitraum angepasst und in den Praxisablauf integriert werden.
5. Zwar ist die Auswertung und Evaluation einer umgestellten Maßnahme zeitaufwändig, kann aber mit Kennzahlen *(s. Kap. 1.2.3)* durchgeführt und rationalisiert werden.

Barrieren bei der Einführung eines Lean-Managements in Arztpraxen müssen wahr- und ernstgenommen werden, um das Gesamtprojekt nicht zu gefährden:

- Angst vor Arbeitsplatzverlust
  Hier ist vor Beginn der Maßnahme zu kommunizieren, dass es nicht um ein Stellenabbau-Programm geht, sondern um die Verbesserung der Effizienz und Produktivität bei mindestens gleichbleibender, wenn nicht sogar verbesserter medizinischer Qualität.
- Ablehnung durch die beteiligten Mediziner
  Standardisierung von Arbeitsabläufen und Übernahme von Managementaufgaben durch Ärztinnen und Ärzten sowie der Zeit- und Personalaufwand für die Teilnahme an Verbesserungsmaßnahmen können Widerstände auslösen, da dies nicht als originäre ärztliche Tätigkeit gesehen wird.
- Ungenügende Kommunikation und Information innerhalb des Teams über die Wirksamkeit der ergriffenen Maßnahmen führt zu Frustration und nachlassendem Engagement.
- Mangelhafte Führungskultur, die Bottom-up-Ansätze verhindert, blockiert eine der wichtigsten Wissensressourcen: Das Wissen der Mitarbeiterinnen.
- Fehlende Visualisierung und fehlende positive Rückkopplung (Belohnung) bei erreichten Fortschritten.
  Belohnungen sollten nicht auf Aktivitäten, sondern auf Resultaten basieren.

Kurz & knapp

Obwohl das Gehalt für MFA eine Verhandlungssache zwischen Praxisinhabern und Angestellten ist, bietet der Gehaltstarifvertag für Medizinische Fachangestellte eine gute und für beide Seiten faire Basis für diese Verhandlungen. Ist die Gehaltssumme aller angestellten Mitarbeiter und Mitarbeiterinnen bekannt, lässt sich dieser Betrag in die Kalkulation der Praxisausgaben mit einbeziehen und für die Liquiditätsbetrachtung nutzen.

Ein bewusster und kritischer sowie sparsamer Umgang mit Verbrauchsmaterial birgt merkbares Potenzial zur Kostenreduktion. Regelmäßige Überprüfung auf Bedarfsänderungen und Sichtung der Lagerbestände ist sinnvoll.

Überprüfen Sie regelmäßig, ob bezogene Materialien als Sprechstundenbedarf oder Verbrauchsmaterialien gelten. Hier genügt ein Blick in die die (KV-unterschiedlichen) SSB-Kataloge. Neben den bereits genannten Effekten der Effizienzsteigerung und Prozessoptimierung kann der Lean-Management-Ansatz auch zu Innovationen in der gesamten Unternehmensstrategie und zur Entwicklung neuer Dienstleistungen aus der Praxis heraus führen, wenn die Innovationskompetenz des gesamten Praxisteams genutzt wird.

1.7 Finanzielle Aspekte der Ausbildung

Auch im niedergelassenen Bereich ist eine Aus- und Weiterbildung von angehenden Kolleginnen und Kollegen möglich. Diese wird in der Allgemeinmedizin auch seitens der KVen finanziell gefördert.

1.7.1 Weiterbildungsassistenten

Weiterbildungsassistenten können in allgemeinmedizinischen Praxen tätig werden, wobei deren Vergütung von der zuständigen KV übernommen wird.

Durch das GKV-Versorgungsstärkungsgesetz im Juli 2015 wurde das „Förderprogramm Weiterbildung" Allgemeinmedizin in das SGB V aufgenommen. Bundesweit werden demnach 7 500 allgemeinmedizinische Weiterbildungsstellen im ambulanten und stationären Bereich gefördert. Weitere 1 000 Stellen stehen erstmals für die Weiterbildung von Fachärzten anderer Fächer wie Augenheilkunde, Kinder- und Jugendmedizin oder Gynäkologie bereit.

Grundlage ist die Vereinbarung zur Förderung der Weiterbildung gemäß § 75a SGB V.

Der monatliche Gehaltszuschuss für Ärzte in Weiterbildung beträgt im ambulanten Bereich je Vollzeitstelle aktuell 5 000 Euro.

Diese Förderbeträge werden von den Kassenärztlichen Vereinigungen und den Kostenträgern jeweils hälftig getragen. Die Auszahlung erfolgt als Zuschuss zum Bruttogehalt des Weiterzubildenden an den Praxisinhaber, der den Arzt in Weiterbildung beschäftigt.

Ärzte, die in ihrer Praxis weiterbilden wollen und sich für eine Förderung interessieren, wenden sich an ihre KV. Dort erfahren sie auch, in welchen Fachrichtungen eine Förderung in ihrer Region möglich ist.

1.7.2 Quereinsteiger

Besonders im Bereich der Allgemeinmedizin wird die Nachbesetzung der altershalber ausscheidenden niedergelassenen Ärztinnen und Ärzte ein Problem.

Daher wurden besondere Programme aufgelegt, um Ärztinnen und Ärzten aus anderen Fachgebieten einen Einstieg in die allgemeinmedizinische Versorgung zu ermöglichen. Somit können Fachärztinnen und Fachärzte aus anderen Gebieten im Rahmen einer zweijährigen Anpassungszeit den Facharzt für Allgemeinmedizin erwerben und damit diesen Bereich der ambulanten Versorgung stabilisieren.

Ärztinnen und Ärzte, die eine Facharztanerkennung in einem Gebiet der unmittelbaren Patientenversorgung haben, können 18 bis 36 Monate ihrer Weiterbildung auf die stationäre Weiterbildungszeit zum Facharzt für Allgemeinmedizin angerechnet bekommen.

Verpflichtend ist eine 24-monatige Weiterbildung in der ambulanten allgemeinärztlichen Versorgung, ebenso der Besuch der 80-stündigen Kursweiterbildung in psychosomatischer Grundversorgung.

Die Weiterbildungszeiten für Quereinsteiger in der Allgemeinmedizin sind, wie die reguläre Weiterbildung, über das Förderprogramm zur Förderung der Weiterbildung in der Allgemeinmedizin in der ambulanten und stationären Versorgung *(s. o.)* förderfähig, d. h. der Gehaltszuschuss liegt bei 5 000 € monatlich.

Ein Quereinstieg ist möglich für folgende Facharztgebiete:

Anästhesiologie, Arbeitsmedizin, Augenheilkunde, Chirurgie, Frauenheilkunde und Geburtshilfe, Hals-Nasen-Ohrenheilkunde, Haut- und Geschlechtskrankheiten, Humangenetik, Innere Medizin, Kinder- und Jugendmedizin, Kinder- und Jugendpsychiatrie und -psychotherapie, Mund-Kiefer-Gesichtschirurgie, Neurochirurgie, Neurologie, Nuklearmedizin, Öffentliches Gesundheitswesen, Phoniatrie und Pädaudiologie, Physikalische und Rehabilitative Medizin, Psychiatrie und Psychotherapie, Psychosomatische Medizin und Psychotherapie, Radiologie, Strahlentherapie, Transfusionsmedizin und Urologie.

Die Kassenärztlichen Vereinigungen unterhalten eigens sog. Koordinierungsstellen, die interessierte Ärztinnen und Ärzte im Rahmen der Weiterbildung und des Quereinstiegs Unterstützung und Beratung anbieten.

Kurz & knapp

Weiterbildung und Quereinstieg werden von den KVen intensiv finanziell gefördert.

2 Erweiterung des Praxisspektrums

2.1 Selbstzahlerleistungen

Bei vielen Ärztinnen und Ärzten herrscht die Ansicht vor, dass mit der vertragsärztlichen Tätigkeit allein kein ausreichendes Einkommen zu erzielen ist.

Neben der vertragsärztlichen Tätigkeit kann ein erheblicher Teil der Einnahmen aus der Behandlung von Privatpatienten, Selbstzahlerleistungen, Gutachten oder Nebentätigkeiten erzielt werden.

Der Anteil der Privatpatienten hängt von der Lage und der umgebenden sozialen Struktur der Praxis ab und lässt sich nur sehr eingeschränkt erhöhen. Wahrscheinlich sind in städtischen Lagen (in strukturstarken Regionen) mehr Privatpatienten für die Praxis zu gewinnen. Allerdings sind Online-Terminbuchungssysteme und spezielle Sprechstundenzeiten für Privatpatienten auch in ländlichen Regionen etablierte Möglichkeiten, um den Privatanteil zu erhöhen.

Selbstzahlerleistungen werden auch häufig als Individuelle Gesundheitsleistungen (IGeL) eingestuft. Hierbei handelt es sich um medizinische/ärztliche Leistungen, die nicht von den gesetzlichen Krankenkassen übernommen werden. Die Entscheidung, ob eine Leistung in den Leistungskatalog der gesetzlichen Krankenversicherungen übernommen wird, fällt im gemeinsamen Bundesausschuss (G-BA) als oberstes Gremium der gemeinsamen Selbstverwaltung unter Aufsicht des Gesundheitsministeriums. Individuelle Gesundheitsleistungen sind von den Patienten selbst zu bezahlen (aus eigener Tasche). IGeL können unter anderem Glaukom-Vorsorgeuntersuchungen am Auge, Ultraschall-Untersuchungen in der Gynäkologie oder bestimmte ergänzende Leistungen bei der Krebsfrüherkennung sein. Auch manche Labor- und Blutuntersuchungen werden nicht von den gesetzlichen Krankenkassen übernommen und müssen, wenn vom Patienten ausdrücklich gewünscht, als IGeL bezahlt werden.

Die Kassenärztliche Bundesvereinigung[1] führt folgende IGeL auf:

- Früherkennungs-IGeL
  - zusätzliche jährliche Gesundheitsuntersuchungen
  - Glaukom-Früherkennung
  - Ultraschall-Untersuchungen von Organen
  - Bestimmung des prostataspezifischen Antigens ohne Hinweise auf Prostata-Krebs
- Freizeit-, Urlaub-, Sport-IGeL
  - reisemedizinische Beratung einschließlich Impfberatungen und Impfungen
  - Tauglichkeitsuntersuchungen für Extremsportarten
  - sportmedizinische Beratungen
- Kosmetische IGeL
  - ästhetische Operationen
  - Entfernung von Tätowierungen
- Service-IGeL
  - Bescheinigung für den Besuch des Kindergartens, der Schule, des Sportvereins oder bei Reiserücktritt
  - ärztliche Berufseingangsuntersuchungen
  - ärztliche Begutachtung zu Beurteilung der Wehrtauglichkeit auf Wunsch des Patienten
- Labor-IGeL
  - Blutgruppenbestimmung
- Psychotherapie-IGeL
  - Stressbewältigungstherapie
  - Paartherapie

Der medizinische Dienst des Spitzenverbandes Bund der Krankenkassen (MDS) betreibt im Internet einen sog. IGeL-Monitor

---

[1] eigene Darstellung nach https://www.kbv.de/html/igel.php

(https://www.igel-monitor.de), der den Versicherten eine Übersicht vermitteln soll.

Laut dem „IGeL-Report 2018", sind die folgenden IGeL die Top-Ten (ohne Zahn-IGeL)[1]:

- Augeninnendruckmessung zur Glaukom-Früherkennung
- Ultraschall der Eierstöcke zur Krebsfrüherkennung
- Ultraschall der Brust zur Krebsfrüherkennung
- PSA-Test zur Früherkennung von Prostatakrebs
- Ultraschall (transvaginal) des Bauchraums (Eierstöcke/Gebärmutter)
- Dermatoskopie zur Hautkrebs-Vorsorge
- Blutuntersuchungen ergänzend zur Kassenleistung
- Augenspiegelung mit Messung des Augeninnendrucks zur Glaukom-Früherkennung
- Reisemedizinische Vorsorge
- HPV-Test zur Früherkennung von Gebärmutterhalskrebs

Bei IGeL sind auch einige formale Dinge in der Praxis zu beachten:

In den Patienteninformationen ist eine genaue Beschreibung der ärztlichen Leistung, die als IGeL in Anspruch genommen werden soll, aufzuführen. Ebenso müssen Angaben über das voraussichtliche Gesamthonorar (Kosten für die IGeL) einschließlich der einschlägigen Ziffern der Gebührenordnung für Ärzte (GOÄ) sowie den Gebührensatz gemacht werden.

IGeL erfordern eine ausdrückliche Zustimmung und Aufklärung der Patienten, dass es sich nicht um eine Leistung der GKV handelt und dass eine Rückerstattung seitens der Krankenkasse des Patienten ausgeschlossen ist.

Wie können Patienten über die in der Praxis angebotenen IGeL informiert werden?

Möglichkeiten der Patienteninformation über in der Arztpraxis angebotene IGeL sind vielfältig. So können Hinweise auf der In-

[1] eigene Darstellung gemäß IGeL-Monitor 2018

ternetpräsenz der Praxis, Aushänge/Plakate in der Praxis oder auch Informationsschriften/Flyer im Wartezimmer oder (falls vorhanden) das Wartezimmer-TV hierfür eingesetzt werden.

Auch eine persönliche Information und Ansprache durch die in der Praxis tätigen Ärztinnen und Ärzte sowie das medizinische Personal mit Aushändigung von entsprechendem Informationsmaterial kann erwogen werden.

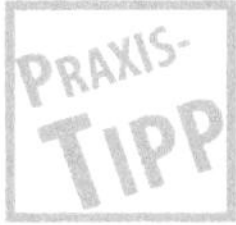

Die Entscheidung, ob IGeL in der eigenen Praxis angeboten werden sollen, ist individuell und nach eigener Abwägung zu treffen.

Sicherlich sollten Ärztinnen und Ärzte nicht zu Verkäufern medizinisch mehr oder weniger sinnvoller Dienstleistungen mutieren, um das eigene Einkommen zu optimieren. Andererseits kann das Angebot entsprechender Selbstzahlerleistungen auch die Attraktivität der Praxis für die Patienten erhöhen.

Um Irritationen auf Seiten der Patienten zu vermeiden, sollten folgende Abläufe eingehalten werden[1]:

- ausreichende Kommunikation über die geplante IGeL-Maßnahme
- rechtzeitiges Vorlegen des schriftlichen Vertrages
- Ermöglichen Sie dem Patienten, sich zu informieren oder Kostenvergleiche einzuholen.
- Und last but not least: Bieten Sie niemals IGeL in Situationen an, in denen Patienten besonders verletzlich und geradezu wehrlos sind (Gyn-Untersuchung, bereits verabreichte Augentropfen oder eine Schmerzsituation).

Um juristische Auseinandersetzungen zu vermeiden, wird auch empfohlen, einen rechtssicheren Behandlungsvertrag für IGeL zu erstellen, der folgende Inhalte abdeckt:

---

1 Empfehlungen nach: Selbstzahlerleistungen in der Praxis - Hinweise zum seriösen IGeLn der Kassenärztlichen Vereinigung Bremen, 2. Auflage Mai 2015

- Patientenerklärung, dass die IGeL ausdrücklich gewünscht wird
- Hinweis auf die Abrechnung gemäß GOÄ mit den entsprechenden GOÄ-Ziffern und dem sich daraus voraussichtlich ergebenden Honorar
- Hinweis auf fehlende Erstattungspflicht seitens der Krankenkasse des Patienten
- Datum, Ort, Unterschrift Patient(in), (Praxisstempel), Name, Vorname des Versicherten mit Geburtsdatum

Kurz & knapp

Korrekt durchgeführt können praxisindividuelle IGeL den Leistungsrahmen über den Leistungskatalog der gesetzlichen Krankenversicherung hinaus sinnvoll erweitern und bieten eine zusätzliche Einnahmequelle.

2.2 Belegärztliche Tätigkeit

Die belegärztliche Versorgung ist eine der ältesten sektorenübergreifenden Versorgungsformen, die bereits bei Inkrafttreten des SGB V im Jahr 1989 existierte.

Belegärzte sind *„nicht am Krankenhaus angestellte Vertragsärzte, die berechtigt sind, ihre Patienten (Belegpatienten) im Krankenhaus unter Inanspruchnahme der hierfür bereitgestellten Dienste, Einrichtungen und Mittel vollstationär oder teilstationär zu behandeln, ohne hierfür vom Krankenhaus eine Vergütung zu erhalten."*[1]

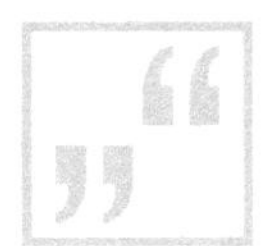

Die Vergütung der Leistungen des Belegarztes und des Krankenhauses erfolgt jeweils getrennt aus den zwei Vergütungssystemen des ambulanten (EBM-Belegarzt) und des stationären Bereichs (DRG-Krankenhaus).

Im ambulanten Bereich sind die Vergütungsregelungen regional unterschiedlich und basieren auf den grundsätzlichen Empfehlungen und Regelungen der Bundesebene, jedoch au-

[1] Wortlaut des § 121 SGB V (2)

ßerhalb der morbiditätsbedingten Gesamtvergütung, also extrabudgetär.

Im stationären Bereich erfolgt die Vergütung nach spezifischen Beleg-DRGs, die in ihrer Höhe durchschnittlich nur 80 % der Hauptabteilungs-DRGs erreichen (Schwankung zwischen -32,8 % und -14 % zur Hauptabteilungs-DRG).

Dies erklärt auch zum Teil die Bevorzugung von Honorarärzten im Vergleich zu Belegärzten durch Krankenhäuser, da die DRG-basierte Abrechnungsmöglichkeit über Hauptabteilungs-DRGs im Vergleich zu Belegabteilungs-DRGs zu höheren Deckungsbeiträgen führt und somit auch für das Krankenhaus finanziell lukrativer ist.

Belegärzte sind häufiger in kleineren Krankenhäusern oder reinen Belegkliniken tätig, selten dagegen in großen Krankenhäusern der Maximalversorgung, da diese die diversen Fachgebiete über eigene angestellte Ärztinnen und Ärzte abdecken.

Selbst bei Überversorgung und Zulassungsbegrenzungen im Fachgebiet können nach § 103 Abs. 7 SGB V Belegärzte zusätzlich auf die Dauer der belegärztlichen Tätigkeit beschränkt zugelassen werden, wenn ein Krankenhaus der Region (bei einer zuvor erfolgten Ausschreibung eines belegärztlichen Vertrags) keinen in der Region niedergelassenen Vertragspartner finden konnte.

Belegärzte erhalten kein Honorar vom Krankenhaus, sondern rechnen die von ihnen erbrachten Leistungen gegenüber der Kassenärztlichen Vereinigung nach dem Kapitel 36 des EBM ab:

- Kap 36 – Belegärztliche Operationen, Anästhesien, postoperative Überwachung und konservativ belegärztlicher Bereich
- Kap 36.2 – Belegärztliche Operationen
- Kap 36.6 – Belegärztlich konservativer Bereich
- Kap 36.6.2 – Konservativ-belegärztliche Strukturpauschalen

Auch im EBM ist eine niedrigere Bewertung der belegärztlichen Leistungen im Vergleich zu den restlichen EBM-Positionen hinterlegt.

Aufgrund dieser Minderbewertung sowohl im DRG- wie auch im EBM-Bereich und dem Rückzug der kleineren Krankenhäuser aus der Fläche durch Krankenhausschließungen ist die rückläufige Anzahl an Belegabteilungen und Belegärzten in den letzten Jahren zu erklären.

So ging die Anzahl der Belegärzte nach Angaben der KBV in Deutschland in den vergangenen Jahren um gut 26 % zurück. Im Jahr 2010 gab es 5 868 Belegärzte, im Jahr 2019 noch 4 332.

Die Arztgruppe mit den meisten Belegärzten[1] bundesweit ist die Hals-Nasen-Ohrenheilkunde, die mehr als ein Viertel aller Belegärzte im Jahr 2019 ausmachte, gefolgt von der Chirurgie und Orthopädie sowie der Frauenheilkunde mit rund 24 bzw. 12 %.

Die Belegärztliche Tätigkeit wird hauptsächlich in Abteilungen mit bis zu 10 Betten, in seltenen Fällen in größeren Abteilungen, durchgeführt.

Am Beispiel Bayern[2]:

Während in Bayern im Jahr 2006 insgesamt 2 061 Belegärzte tätig waren, reduzierte sich deren Anzahl im Jahr 2016 auf 1 658, was einem Minus von knapp 20 % entspricht. Damit ist Bayern nach wie vor die Landes-KV mit den meisten belegärztlich tätigen Ärztinnen und Ärzten, doch der Rückgang an Belegärztlichen Versorgungsverträgen stellt sich auch hier deutlich dar.

Besonders auffällig ist der Rückgang um 49 % bei den Belegärztinnen und -ärzten im Fachgebiet der Frauenheilkunde und Geburtshilfe von 1 170 (2006) auf 571 (2016) bundesweit. Ursachen können hier in gestiegenen Berufshaftpflichtversicherungen und Mindestmengenvorgaben vermutet werden.

---

1 Quelle: KBV – Gesundheitsdaten

2 Quelle: Belegärztliche Versorgung: Historie, Entwicklungsdeterminanten und Weiterentwicklungsoptionen, Abschlussbericht, Anke Walendzik, Michael Noweski, Natalie Pomorin, Jürgen Wasem

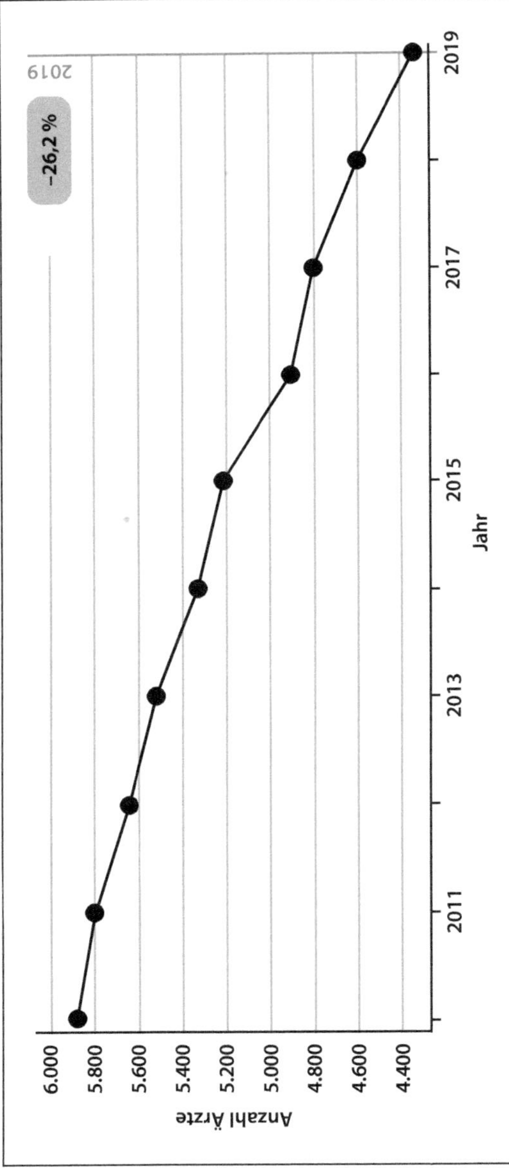

Abb. 8: Anzahl Ärzte, Belegärzte insgesamt, alle Ärzte/Psychotherapeuten im Jahr 2019 (Quelle: Statistische Informationen aus dem Bundesarztregister, KBV)

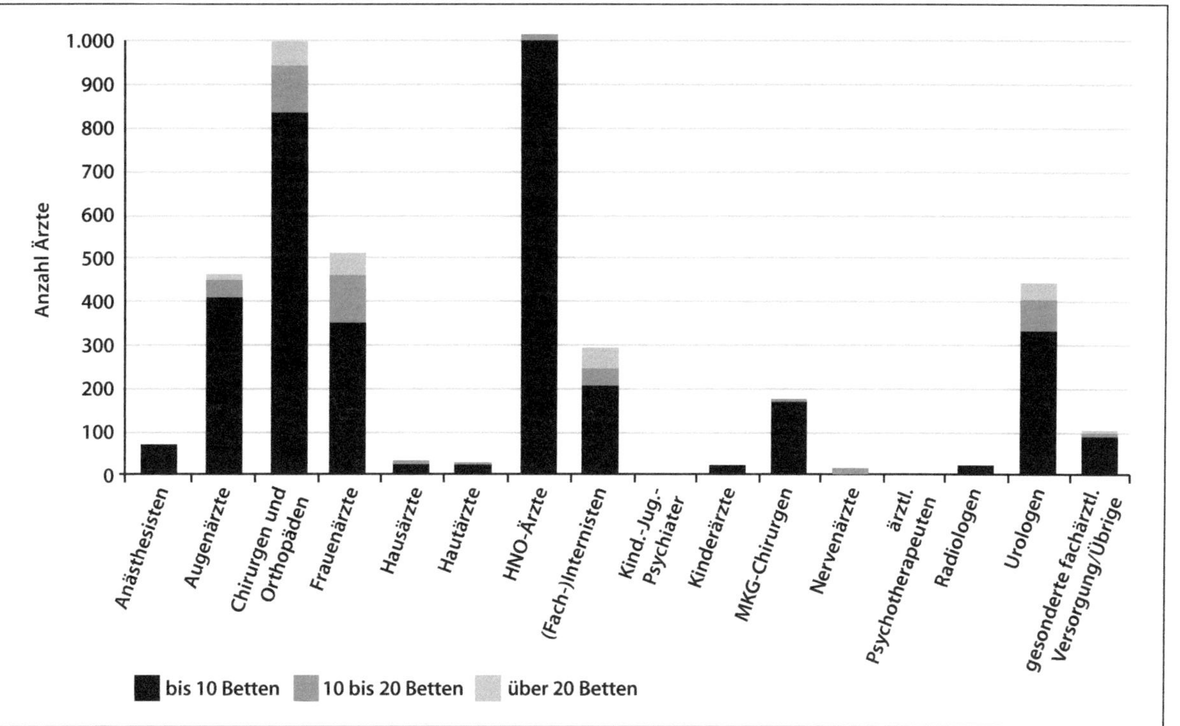

Abb. 9: Anzahl Ärzte, Belegärzte insgesamt, alle Ärzte/Psychotherapeuten im Jahr 2019 nach Fachrichtungen (Quelle: Statistische Informationen aus dem Bundesarztregister, KBV)

Vorteile für die Patienten

Für die Patienten bietet die belegärztliche Versorgung eine sektorenübergreifende Behandlung aus „einer Hand", bei der Informationsbrüche minimiert werden und der Behandler den Patienten ambulant und während des stationären Aufenthaltes durchgängig betreut.

Vorteile für belegärztlich tätige Praxen

Für Praxen mit Belegarzttätigkeit bietet sich eine Erweiterung des Behandlungsspektrums in Richtung zwingend stationär zu erbringender Leistungen und damit eine Kompetenzerweiterung und ein Unterscheidungsmerkmal von anderen Praxen sowie eine weitere extrabudgetäre Einnahmequelle.

Kurz & knapp

Die belegärztliche Tätigkeit ist eigentlich die Integrierte Versorgungsform per se. Sie existierte schon lange, bevor der Begriff der IGV im deutschen Gesundheitswesen eingeführt wurde. Leider wird sie durch eine schlechtere Vergütung, sowohl im DRG-System (Beleg-DRG) als auch im EBM (Kap. 36) konterkariert. Hinzu kommt die Schließung von Krankenhäusern in ländlichen Bereichen, die als Grundversorger zusammen mit Belegabteilungen oft ein attraktives Leistungsangebot für die regionale Bevölkerung anbieten.

2.3 Das Honorararztmodell

Honorarärzte[1] sind Fachärztinnen und Fachärzte, die in medizinischen Einrichtungen zeitlich befristet und freiberuflich auf Honorarbasis tätig sind.

---

[1] gemäß der gemeinsamen Definition der Bundesärztekammer (BÄK) und der Kassenärztlichen Bundesvereinigung (KBV)

Diese Ärztinnen und Ärzte erbringen haupt- oder nebenberuflich ärztliche Dienstleistungen, ohne am Ort der Leistungserbringung als abhängig Beschäftigte(r) angestellt zu sein oder in einem direkten Vertragsverhältnis bzw. in einem öffentlich-rechtlichen Verhältnis zu den zu behandelnden Patienten zu stehen.

Damit sind Honorarärzte freiberuflich tätige ärztliche Mitarbeiter (eines Krankenhauses), die in die Versorgung von Krankenhauspatienten fallweise eingebunden sind, ohne selbst im Krankenhaus angestellt zu sein, wobei diese Definition durch eine Rechtsprechung des Bundessozialgerichtes aus dem Jahr 2019 nur eingeschränkt für Konsiliarärzte gilt.

Anzahl von Honorarärzten

Zur Anzahl von Honorarärzten in Deutschland existieren lediglich Schätzungen und Hochrechnungen.

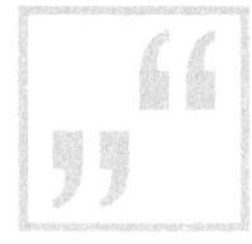

„Die Angaben (des Bundesverbandes der Honorarärzte) schwanken zwischen 1 500 bis 6 000 Ärzten, wobei nicht zwischen einer Haupt- oder Nebentätigkeit unterschieden wird und der Begriff „Honorararzt" uneinheitlich definiert ist"[1].

Das mögliche Einsatzgebiet erstreckt sich für Honorarärzte auf Krankenhäuser, Medizinische Versorgungszentren (MVZ) oder Vorsorge- und Rehabilitationseinrichtungen.

Unterscheiden kann man im Honorararztbereich zwischen 3 verschiedenen Varianten:

- **Konsiliarärzte** werden nur in Einzelfällen (nicht systematisch) und lediglich beratend vom behandelnden Krankenhausarzt hinzugezogen und führen diagnostische und therapeutische Maßnahmen durch (meist in Fachgebieten, die das Krankenhaus nicht vorhält, z. B. HNO).

[1] https://www.bv-honoraraerzte.de/component/tags/tag/statistik.html, Seitenabruf 5.8.2020

- **Kooperationsärzte** sind aufgrund eines Kooperationsvertrags befugt, regelhaft diagnostische sowie therapeutische Maßnahmen zu erbringen.
- **Vertretungsärzte** werden fast ausschließlich zur vorübergehenden Verstärkung oder Vertretung des ständigen Personals eingesetzt.

Zwischen den Ärztinnen und Ärzten als Leistungserbringer und der medizinischen Einrichtung werden in der Regel Kooperationsverträge bzw. Dienstverträge (§ 611 BGB) abgeschlossen, die detaillierte Bestimmungen zum Einsatzfeld, den zu erbringenden Leistungen und Entgelt bzw. Honorar enthalten.

Mit Einführung eines pauschalierten Entgeltsystems für psychiatrische und psychosomatische Einrichtungen vom 21.7.2012 (PsychEntgG) wurde in § 2 Abs. 1 Krankenhausentgeltgesetz (KHEntgG) Krankenhäusern das Recht eingeräumt, ihre Leistungen durch nicht am Krankenhaus fest angestellte Ärzte erbringen zu lassen.

Somit ist es Honorarärzten gestattet, allgemeine voll- und teilstationäre Krankenhausleistungen für gesetzlich versicherte Patienten zu erbringen.

Die Höhe des Honorars

Das Honorar der Honorarärzte liegt nach Aussagen der Viantro GmbH zwischen 50 € und 100 € pro Stunde. Der Schnitt liegt bei 87 €.

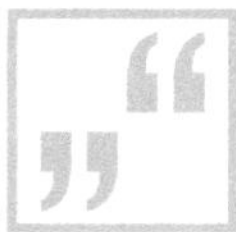

„Je nach Fachbereich, Erfahrung und Einsatzart können jedoch auch weit über 100 € pro Stunde verdient werden“ [1].

Bei der Betrachtung des Honorars muss jedoch berücksichtigt werden, dass im Gegensatz zu einer Angestelltentätigkeit sämtliche Sozialversicherungs- und ggf. Berufshaftpflichtbeiträge vom Honorararzt selbst zu tragen sind.

[1] https://www.viantro.com/, Seitenabruf 5.8.2020

Es entfallen alle Sozial- und Rentenversicherungsbeiträge, die bei einem Anstellungsvertrag vom Arbeitgeber anteilig übernommen werden. Auch sind die Einnahmen entsprechend dem persönlichen Einkommensteuersatz zu versteuern und für eine ausreichende Berufshaftpflichtversicherung ist Sorge zu tragen.

Meist erstreckt sich der Einsatz von Honorarärzten auf das stationäre „Kerngeschäft", wie den Bereich des ambulanten Operierens oder der vor- und nachstationären Leistungserbringung. Honorarärzte können an einem oder auch an mehreren Einsatzorten und für idealerweise verschiedene Auftraggeber tätig werden.

Problematisch stellt sich bei Honorarärzten die Erbringung und Abrechnung privatärztlicher Leistungen im Krankenhaus dar, da dies nur für liquidationsberechtigte Wahlärzte des Krankenhauses möglich ist, was wiederum ein Anstellungsverhältnis mit der Klinik voraussetzt.

Vergütungsmodelle für Honorarärzte

- DRG-bezogen
- freies Honorar
- Kombinationen aus beiden Elementen

Honorarärzte und das Problem der Scheinselbstständigkeit

Wichtig ist es, bei der Vertragsgestaltung strikt darauf zu achten, dass keine Scheinselbstständigkeit[1] entsteht. Dies hätte im schlimmsten Fall gravierende negative Konsequenzen vor allem in der Sozialversicherungspflicht und der Nachveranlagung des Arbeitgebers und des Arztes durch die Sozialversicherung, welche sich über bis zu 4 Jahre rückwirkend erstrecken kann.

[1] im Sinne von § 2 Abs. 1, Nr. 9 SGB VI

Liegt eine Scheinselbstständigkeit vor, müssen die Beiträge zur gesetzlichen Kranken-, Renten-, Pflege- und Arbeitslosenversicherung nachgezahlt werden (Arbeitgeber- auch Arbeitnehmeranteil).

Nach einem BSG-Urteil[1] aus dem Jahr 2019 sind alle Honorarärzte im Krankenhaus als scheinselbstständig anzusehen. Sie werden somit nicht als Selbstständige gewertet, sondern unterliegen als abhängig Beschäftigte des Krankenhauses der Sozialversicherungspflicht. Ob es sich im Einzelfall um eine Scheinselbstständigkeit handelt, wird über die Deutsche Rentenversicherung Bund (DRV Bund) im Rahmen von Betriebsprüfungen und sog. Statusfeststellungsverfahren überprüft und festgelegt.

Ein Ausweg aus diesem Dilemma wäre, dass der Vertrag mit dem Krankenhaus die Freiberuflichkeit des Honorararztes zweifelsfrei klarlegt, was allerdings durch die Einbindung in die Organisationsabläufe und Strukturen sowie Hierarchien eines Krankenhauses schwierig sein dürfte. Auch die entscheidenden Merkmale wie unternehmerisches Risiko und die freie Einteilung der Arbeitszeit sind in einer solchen Struktur schwer nachzuweisen.

Da das Honorararztmodell aus sozialrechtlicher Sicht (BSG Urteil 2019) unter Druck geraten ist und die Kriterien einer selbstständigen Tätigkeit in einer Klinik kaum realisierbar erscheinen, haben sich verschiedene Ersatzlösungen etabliert:

- **Arbeitnehmerüberlassung** durch Anstellungsverhältnis in einer entsprechenden Agentur
- **genossenschaftliche Organisationsstruktur der Ärzte**, bei der die Genossenschaft die vertraglichen Regelungen mit den Krankenhäusern trifft
- **befristete Anstellungsverhältnisse** an den Kliniken

[1] Grundsatzurteil des 12. Senat des Bundessozialgerichts am 4.6.2019 (Aktenzeichen B 12 R 11/18 R).

- Mit der **konsiliarärztlichen Regelung** wird eine Arbeitgeber/Arbeitnehmer-Zusammenarbeit vermieden.

Kurz & knapp

Die Honorarärztliche Tätigkeit bietet die Chance auf zusätzliche Einnahmen, auf die aber Sozialversicherungsbeiträge (Kranken- und Rentenversicherung) und Steuern (Einkommenssteuer) abzuführen sind. Im Zweifelsfall ist ein Statusfeststellungsverfahren über die DRV anzustreben, um späteren Problemen mit einer Scheinselbstständigkeit vorzubeugen.

Alternativen sind Arbeitnehmerüberlassungs-Modelle oder die Tätigkeit als Konsiliararzt.

2.4 Erbringung von Leistungen zulasten der gesetzlichen Unfallversicherung in der Praxis

Grundsätzlich ist in Deutschland jeder Arbeitnehmer gesetzlich unfallversichert, wobei auch Selbstständigen eine freiwillige Mitgliedschaft in einer Berufsgenossenschaft offensteht. Die Kosten für Arbeitsunfälle und eine Behandlung im D-Arzt-Verfahren trägt die jeweilige gesetzliche Unfallversicherung, also die gewerbliche Berufsgenossenschaft, landwirtschaftliche Berufsgenossenschaft oder die gesetzliche Unfallkasse.

Fachärzte für Chirurgie mit Schwerpunkt Unfallchirurgie oder ein Facharzt für Orthopädie und Unfallchirurgie mit Zusatzbezeichnung „Spezielle Unfallchirurgie“ können nach Zulassung durch die Landesverbände der Deutschen Gesetzlichen Unfallversicherung (DGUV) am sog. „D-Arzt-Verfahren“ teilnehmen. Damit sind sie für die Durchführung der Behandlung nach Arbeitsunfällen und Wegeunfällen ermächtigt und zugelassen.

Durchgangsärzte (= D-Ärzte) sind u. a. verpflichtet, eine durchgängige Bereitschaft in der Zeit von 8:00 bis 18:00 Uhr (montags bis freitags) vorzuhalten[1].

Wirtschaftlich interessant ist das Betreiben einer D-Arztpraxis, da die Abrechnung der Leistungen nach der Gebührenordnung für Ärzte der Gesetzlichen Unfallversicherung (UV-GOÄ) erfolgt. Die UV-GOÄ hat den Vorteil, dass kaum Leistungseinschränkungen vorhanden sind. Auch werden die Vergütungssätze der UV-GOÄ regelmäßig angepasst.

Damit ergibt sich für entsprechend qualifizierte und von der Gesetzlichen Unfallversicherung zugelassene Ärztinnen und Ärzte mit unfallchirurgischem Hintergrund eine weitere Tätigkeits- und Abrechnungsoption außerhalb der niedergelassenen Tätigkeit in der KV-Praxis.

Aber auch für Allgemeinmediziner ergeben sich Abrechnungsmöglichkeiten!

In vielen Fällen wird der Hausarzt die erste Anlaufstelle bei Arbeitsunfällen sein und übernimmt die erste ärztliche Versorgung des Unfallverletzten. Er/Sie wird darüber hinaus entscheiden, ob der Verletzte über den Unfalltag hinaus arbeitsunfähig ist und/oder die Behandlung voraussichtlich länger als eine Woche dauert und ob eine Verordnung von Heil- und Hilfsmitteln erfolgen muss.

Der Hausarzt kann Behandlungskosten, besondere Kosten und Entschädigungen zu Lasten der UV abrechnen. Unbedingt sollte bereits beim Verdacht auf Vorliegen eines Arbeitsunfalls immer ein Unfallbericht nach Muster F1050 (Nr. 125 UV-GOÄ) erstellt werden.

---

1 Weitere Informationen zu Anforderungen an Durchgangsärzte: Deutsche Gesetzliche Unfallversicherung und Spitzenverband der landwirtschaftlichen Sozialversicherung, Anforderungen der gesetzlichen Unfallversicherungsträger nach § 34 SGB VII zur Beteiligung am Durchgangsarztverfahren (2011)

Bei unmittelbarer Überweisung an den D-Arzt wird das Formular F2900 (Nr. 145 UV-GOÄ) notwendig.

Tab. 11: Beispiel für mögliche Leistungen des Hausarztes zulasten der gesetzlichen Unfallversicherung (eigene Darstellung nach Medical Tribune 26.9.2017)

UV-GOÄ-Ziffer	Inhalt der Ziffer	Euro
145	Überweisung an D-Arzt (Formular: F2900)	3,49
125	Ärztliche Unfallmeldung (Formular: F1050)	7,50
143	Bescheinigung zum Nachweis der Arbeitsunfähigkeit	2,74
141	Meldung einer Berufskrankheit (Formular: F6000)	15,22
1	Symptomzentrierte Untersuchung einschließlich Beratung	6,21
6	Umfassende Untersuchung einschließlich Beratung	14,50
11	Beratung – auch über Fernsprecher – als alleinige Leistung	2,48
12	Dto., jedoch außerhalb der Sprechstunde	3,45
200	Verband – ausgenommen Schnellverbände, Augen-, Ohrenklappen oder Dreiecktücher	3,24
203A	Kompressionsverband/auch Schaumstoffkompressionsverband	6,56
203B	Zinkleimverband	6,56
210	Kleiner Schienenverband – auch als erster Notverband	5,52
211	Kleiner Schienenverband bei Wiederanlegung derselben nicht neu hergerichteten Schiene	4,49
252	Injektion, subkutan, submukös, intrakutan od. intramuskulär	2,76
253	Injektion, intravenös	4,83
375	Schutzimpfung (intramuskulär, subkutan)	3,45
2000	Erstversorgung einer kleinen Wunde	4,83
2007	Entfernung von Fäden oder Klammern	2,76

Zusätzlich abrechenbar sind „Besondere Kosten" (z. B. Einmalinfusionsbestecke, -biopsienadeln, -katheter (außer Blasenkathetern), fotografische Aufnahmen, Vervielfältigungen, Telefon-, Telefax- und Telegrammkosten sowie Versand- und Portokosten) nach den Abrechnungsregelungen der UV-GOÄ[1].

Kurz & knapp

Durch die Behandlung von Unfallverletzten erschließen sich Einnahmepotenziale für die unfallchirurgische, aber auch für die allgemeinmedizinische Praxis, die unabhängig von budgetierten KV-Erlösen sind.

2.5 Patientenschulungen

Neben den Patientenschulungen im Rahmen der Disease Management Programme (DMP – *s. Kap. 1.4.2*) gibt es noch weitere sinnvolle Patientenedukationen.

Beispielhaft wird hier das Schulungsprogramm für Patienten mit oraler Gerinnungshemmung (SPOG) für Marcumar-Patienten vorgestellt:

Durch zahlreiche Studien wurde zwischenzeitlich bestätigt, das Gerinnungs-Selbstmanagement mit CoaguChek® das Risiko schwerwiegender Komplikationen deutlich senkt. Unter anderem bietet die Fa. Roche Diagnostics auch Arztpraxen die Möglichkeit, dass sich Ärztinnen und Ärzte sowie deren Assistenzpersonal durch die Teilnahme an einem so genannten „Train-the-Trainer"-Seminar als Schulungseinrichtung für das Gerinnungs-Selbstmanagement zu qualifizieren. In diesem Train-the-Trainer-Programm werden neben den Schulungsinhalten auch die Organisation der Schulung, Kosten und Abrechnung, Antikoagulation und deren Überwachung, antithrombotische

[1] Gebührenordnung für Ärzte/Gesetzliche Unfallversicherung

Therapie, Pädagogik, Produkttraining, Schulungssituationen und Ablauf der Schulung vermittelt. Auch lernen die Teilnehmer (u. a. im Rahmen von Rollenspielen) mit den Fragen der Patienten richtig umzugehen.

Das SPOG (**S**chulungs**p**rogramm für Patienten mit **o**raler **G**erinnungshemmung) wurde von Roche Diagnostics in Zusammenarbeit mit dem Deutschen Ärzteverlag und dem Institut für evidenzbasierte Medizin GmbH (DIeM) erarbeitet.

Mittlerweile gibt es bundesweit 1 200 Schulungseinrichtungen, bei denen im Rahmen des SPOG-Schulungsprogrammes die Patienten das Gerinnungs-Selbstmanagement erlernen können. Das gesamte Programm umfasst 4 Einheiten und wird für eine Gruppe von 4 bis 6 Teilnehmern empfohlen. Eine durchgängige Anwesenheit eines Arztes ist nicht notwendig, sofern die Mitarbeiterinnen entsprechend geschult sind. Somit können Anteile der Schulung delegiert werden. Die Patienten zahlen die Schulung selbst und bekommen die Schulungsgebühr dann von ihrer Krankenkasse zurückerstattet.

Neben der SPOG-Schulung kann auch als Selbstzahlerleistung die Gerinnungskontrolle durch die Praxis angeboten werden.

Eine solche fachliche Kompetenzerweiterung verhilft der Praxis zu einem Alleinstellungsmerkmal und wird seitens der Patienten als besonderes Qualitätskriterium wahrgenommen.

Neben dem SPOG-Programm können auch für andere Patientengruppen mit chronischen Erkrankungen Schulungsprogramme durchgeführt werden.

Übersicht über Patientenschulungs-Programme

Der Verein „Zentrum für Patientenschulung e.V.[1]" listet über 150 Patientenschulungsprogramme im Bereich Orthopädie, Rheumatologie, Endokrinologie/Stoffwechselkrankheiten, Gastroenterologie, Herz-/Kreislauferkrankungen, Dermatologie/Aller-

---

[1] siehe: http://www.zepg.de

gologie/Pneumologie, Onkologie, Neurologie und Psychiatrie auf.

So gibt es in Deutschland etwa 1 200 diabetologische Schwerpunktpraxen (Stand 2016[1]), häufig geleitet von Allgemeinmedizinern oder hausärztlich tätigen Internisten. Dort arbeiten auch mehr als 3 000 speziell für die Patientenschulung ausgebildete Diabetesberater/innen, die spezielle Diabetesschulungen gemäß der „Nationalen VersorgungsLeitlinie Diabetes – Strukturierte Schulungsprogramme" anbieten.

Kurz & knapp

Mit Patientenschulungen können somit unter Einbindung des nicht-ärztlichen Praxispersonals weitere Umsätze erwirtschaftet werden, zusätzliche Instrumente der Patientenbindung genutzt werden sowie die Kompetenz der Praxis in der Außenwahrnehmung erhöht werden.

[1] Der Allgemeinarzt, 2016; 38 (14) Seite 65

3 Optimierungen außerhalb der Praxistätigkeit

3.1 Betriebsmedizin/Arbeitsmedizin

Qualifikationen

1. Erwerb der Zusatzbezeichnung Betriebsmedizin
   Wer bereits die Facharztausbildung in einem anderen medizinischen Gebiet der unmittelbaren Patientenversorgung absolviert hat, benötigt für die Zusatzbezeichnung Betriebsmedizin zusätzlich 1 200 Stunden (9 Monate) betriebsärztlicher Tätigkeit sowie den dreimonatigen Grundkurs Arbeitsmedizin (360 Stunden).
2. Weiterbildung zum Facharzt für Arbeitsmedizin
   Nach dem abgeschlossenen Medizinstudium können sich Medizinerinnen und Mediziner für die arbeitsmedizinische Spezialisierung zur Fachärztin/zum Facharzt für Arbeitsmedizin weiterbilden. Die Weiterbildung dauert insgesamt 5 Jahre und beinhaltet 24 Monate klinische Medizin/Allgemeinmedizin und zusätzlich 36 Monate Arbeitsmedizin (es können bis zu 12 Monate in anderen Gebieten angerechnet werden). Innerhalb der Weiterbildungszeit müssen 360 Stunden Grundkurs (3 Monate) an einer anerkannten Akademie für Arbeitsmedizin besucht werden.

Inhalte

Die Ziele der Arbeitsmedizin[1]

„... bestehen in der Förderung, Erhaltung und Mitwirkung bei der Wiederherstellung von Gesundheit sowie der Arbeits- und Beschäftigungsfähigkeit des Menschen. Die Ziele der Arbeitsmedizin werden umgesetzt durch das Bereitstellen wissenschaftli-

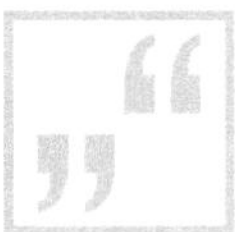

[1] Quelle: Deutsche Gesellschaft für Arbeitsmedizin und Umweltmedizin

cher Grundlagen für die menschengerechte Gestaltung von Arbeit, das Aufdecken von Ursachen und Ableitung präventiver Maßnahmen bei arbeitsbedingten Gesundheitsgefährdungen, arbeitsbedingten Erkrankungen, Berufskrankheiten und Arbeitsunfällen, das Mitwirken bei Förderung, Erhalt und Wiederherstellung der individuellen Arbeits- und Beschäftigungsfähigkeit".

Neben der ärztlichen Betreuung und Beratung der Beschäftigten, der Durchführung von Gefährdungsbeurteilungen, der Begehungen und Unterweisungen und der Vorsorge werden Arbeits- und Betriebsmediziner auch mehr und mehr im betrieblichen Eingliederungsmanagement (BEM) und dem betrieblichen Gesundheitsmanagement (BGM) benötigt.

Statt in einer Klinik angestellt oder in der Praxis tätig zu sein, sind Arbeitsmedizinerinnen und Arbeitsmediziner auch für die Arbeitsplatzbegehungen in Betrieben unterwegs – die Spannbreite reicht hier von kleinen bis zu großen Unternehmen. Dies bedingt ein abwechslungsreiches Arbeitsumfeld.

Gesetzliche Vorgaben

Jeder Betrieb mit mindestens einer Arbeitnehmerin oder einem Arbeitnehmer ist gesetzlich verpflichtet, seinen Betrieb durch einen Arbeitsmediziner/Betriebsarzt betreuen oder zumindest mitbetreuen zu lassen. Die gesetzlichen Grundlagen hierfür sind die DGVU 2[1] der jeweiligen Berufsgenossenschaft und die ArbmedVV[2].

Damit ergibt sich ein umfassender Bedarf an entsprechend ausgebildeten Betriebsmedizinern oder Fachärztinnen und Fachärzten für Arbeitsmedizin. Die Vergütung der Tätigkeit erfolgt über die betreuten Betriebe und ist damit KV-unabhängig.

1 Deutsche Gesetzliche Unfallversicherung, Vorschrift 2
2 Verordnung zur arbeitsmedizinischen Vorsorge (ArbMedVV)

Kurz & knapp

Damit ist die Betriebsmedizin eine weitere Qualifikation über eine Zusatzbezeichnung, die die Tätigkeit in der Praxis ergänzen und zu weiteren budgetunabhängigen Einnahmen führen kann.

Auch kann die Betriebsmedizin nach Abgabe der Praxis und Eintritt in den Ruhestand als Teilzeittätigkeit zur Erhöhung der finanziellen Mittel dienen.

3.2 Leichenschau

Die Bestattungsgesetze der einzelnen Bundesländer schreiben vor, dass in jedem Todesfall eine ärztliche Leichenschau stattzufinden hat.

Zur Durchführung (=„Vornahme“) der Leichenschau ist auf Verlangen jeder niedergelassene Arzt verpflichtet, bei Todesfällen im Krankenhaus jeder dort tätige Arzt. Falls kein anderer Arzt erreichbar ist, wird diese Aufgabe an Ärzte der unteren Gesundheitsbehörde delegiert. In der sprechstundenfreien Zeit wird die Leichenschau meist von den Ärzten im Notfallbereitschaftsdienst (= KV-Notfalldienst) durchgeführt.

Zur Feststellung des Todes muss der Arzt sich bei ausreichender Beleuchtung Gewissheit über den Eintritt des Todes verschaffen. In der Praxis basiert eine Todesfeststellung auf dem Nachweis mindestens eines sicheren Todeszeichens:

- Totenflecke
- Totenstarre
- Fäulnis
- Verletzungen (bzw. Zerstörungen), die mit dem Leben unvereinbar sind

Ziele der Leichenschau

- Sichere Todesfeststellung zur Vermeidung von Scheintodesfällen; in speziellen Fällen auch als Voraussetzung einer Organexplantation
- Bekämpfung übertragbarer Erkrankungen (Meldepflicht bei Tod durch Infektionskrankheiten entsprechend Infektionsschutzgesetz)
- Gewinnung von Daten zur Todesursachenstatistik und über wichtige Erkrankungen als Grundlage für gesundheitspolitische Entscheidungen
- Rechtsinteressen, z. B. Erkennung fremdverschuldeter Todesfälle
- Wahrnehmung mutmaßlicher Interessen des Verstorbenen

Leichenschau im Notarzteinsatz

Damit die Einsatzbereitschaft für Folgeeinsätze erhalten bleibt, sind Notärzte im Dienst nicht zur Leichenschau verpflichtet, müssen jedoch den Tod feststellen und dies in der Todesbescheinigung dokumentieren („Todesbescheinigung ohne Ursachenfeststellung" bzw. „vorläufige Todesbescheinigung"). Meist wird der Hausarzt und in den sprechstundenfreien Zeiten der zuständige KV-Notfalldienst zur Durchführung der Leichenschau herangezogen, sofern die vorherige Todesfeststellung durch einen Notarzt erfolgte.

Gesetzliche Rahmenbedingungen

Die Bestattungsgesetze sind Landesgesetze und unterscheiden sich somit von Bundesland zu Bundesland. Daher fehlen bundeseinheitliche Regelungen. Das hat zur Folge, dass es 16 landesspezifische Regelungen zu der Definition von Todesursachen gibt.

§ 22 des für Baden-Württemberg geltenden Bestattungsgesetzes[1]*:*

„Vornahme der Leichenschau

(1) Die Ärztin oder der Arzt hat die Leichenschau unverzüglich vorzunehmen. Die Leichenschau ist an entkleideten Verstorbenen an dem Ort vorzunehmen, an dem der Tod eingetreten ist oder an dem sie aufgefunden worden sind. Die Entkleidung hat zu unterbleiben, wenn sich bereits ohne Untersuchung der Verdacht auf Anhaltspunkte für einen nicht natürlichen Tod ergibt. Um eine Leichenschau im Freien zu vermeiden, kann von Satz 2 abgewichen werden. Die Ärztin oder der Arzt ist berechtigt, zum Zweck der Leichenschau jederzeit den Ort zu betreten, an dem die Verstorbenen sich befinden, um dort die Leichenschau vorzunehmen. Das Grundrecht der Unverletzlichkeit der Wohnung (Artikel 13 Abs. 1 des Grundgesetzes) wird insoweit eingeschränkt.

(2) Die Ärztin oder der Arzt hat unverzüglich eine Todesbescheinigung (nicht vertraulicher und vertraulicher Teil) auszustellen, wenn sichere Zeichen des Todes festgestellt wurden. Sichere Zeichen des Todes sind Totenstarre, Totenflecken, Fäulniserscheinungen, mit dem Leben unvereinbare Verletzungen, Hirntod sowie die Erfolglosigkeit der Reanimation nach hinreichend langer Dauer.

(3) Ergeben sich Anhaltspunkte für einen nicht natürlichen Tod, ist die Todesart ungeklärt oder handelt es sich bei den Verstorbenen um unbekannte Personen, so hat die Ärztin oder der Arzt sofort eine Polizeidienststelle zu verständigen. Sie oder er hat, soweit ihr oder ihm das möglich ist, dafür zu sorgen, dass an den Verstorbenen und deren Umgebung bis zum Eintreffen der Polizei keine Veränderungen vorgenommen werden. Die Todesbescheinigung darf erst ausgehändigt werden, wenn die Staatsanwaltschaft oder der Amtsrichter die Bestattung schriftlich oder elektronisch genehmigt hat."

---

1 http://www.landesrecht-bw.de/jportal/;jsessionid=5AF14CB1B8189E047578D61BBD821BFD.jp90?quelle=jlink&query=BestattG+BW&psml=bsbawueprod.psml&max=true&aiz=true#jlr-BestattGBWV12P20 Seitenabruf: 03.09.2020

Neben den später aufgeführten abrechnungstechnischen Details der Leichenschau sollten vorab die Aufgaben und Bedeutung der Leichenschau vergegenwärtigt werden *(Tab. 12)*.

Tab. 12: Aufgaben und Bedeutung der Leichenschau (eigene Darstellung nach: Madea, Die ärztliche Leichenschau, 3. Aufl. S. 2)

Aufgabe	Bedeutung
Feststellung des Todes	• sichere Todesfeststellung • Beendigung des normativen Lebensschutzes • Personenstandsregister
Feststellung der Todesursache	• medizinische Aspekte • Todesursachenstatistik • Epidemiologie • Mortalitätsregister
Todesart	• Rechtssicherheit • Erkennung von Tötungsdelikten • Klassifikation der Todesumstände für zivil-, versicherungs- und versorgungsrechtliche Fragen
Feststellung der Todeszeit	• Personenstandsregister • Erbrecht
übertragbare Erkrankungen nach Infektionsschutzgesetz	• seuchenhygienische Aspekte im allgemeingesellschaftlichen Interesse
Meldepflichten	• bei nicht natürlicher/nicht geklärter Todesart und bei unbekannter Identität: Polizei • gemäß IfSG: Gesundheitsamt • bei Berufskrankheiten

Madea[1] empfiehlt ein strukturiertes Vorgehen bei der Leichenschau einzuhalten, bestehend aus:

- Dokumentation des Veranlassers
- Ort der Leichenschau mit Beschreibung der Leichenumgebung, des Umfelds und Hinweisen auf Erkrankungen
- Identifikation des Verstorbenen
- Zustand der Bekleidung

[1] Madea – Die ärztliche Leichenschau, 3. Auflage, Springer 2014

- Zeichen einer durchgeführten Reanimation
- Lage der Leiche
- Untersuchung der Leiche mit
  - Leichenerscheinungen
  - systematische Untersuchung
- Anamneseerhebung/Umstände des Todeseintritts
- Ausfüllen des Leichenschauscheins

Im AWMF-Register Nr. 054/002 findet sich die lesenswerte S1-Leitlinie der Deutschen Gesellschaft für Rechtsmedizin unter dem Titel „Regeln zur Durchführung der ärztlichen Leichenschau"[1].

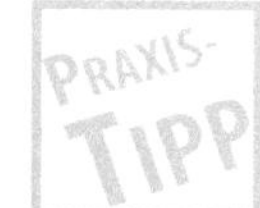

Vergütungsregelungen im Zusammenhang mit der Leichenschau

Leistungen im Zusammenhang mit der Untersuchung eines Toten (z. B. Leichenschau) sind dem Veranlasser oder den Angehörigen des Verstorbenen gegenüber privat zu liquidieren.

Zum 1. Januar 2020 wurde die Vergütung in der GOÄ neu festgelegt *(Tab. 13)*.

Zusätzlich kann noch Wegegeld nach § 8 oder Reiseentschädigung nach § 9 berechnet werden.

Neben den Ziffern 100 und 101 können die Zuschläge nach den Buchstaben F bis H berechnet werden:

- Zuschlag F „Zuschlag für in der Zeit zwischen 20 und 22 Uhr oder 6 und 8 Uhr erbrachte Leistungen"
- Zuschlag G „Zuschlag für in der Zeit zwischen 22 und 6 Uhr erbrachte Leistungen"
- Zuschlag H „Zuschlag für an Sams-, Sonn- und Feiertagen erbrachte Leistungen"

Ein Steigerungssatz der GOÄ-Leistungen 100, 101 und des Zuschlages nach 102 sind allerdings ausgeschlossen.

---

[1] https://www.awmf.org/uploads/tx_szleitlinien/054-002l_S1_Regeln-zur-Durchfuehrung-der-aerztlichen-Leichenschau_2018-02_01.pdf

Tab. 13: Vergütung im Zusammenhang mit der Leichenschau seit 1.1.2020 (eigene Darstellung nach: Bundesärztekammer, Fünfte Verordnung zur Änderung der GOÄ, erschienen in: Deutsches Ärzteblatt, JG 116, Heft 46, 15. November 2019, S. A 2155)

GOÄ-Nr.	Leistung	GOÄ-Punktzahl	GOÄ einfach in €
100	Untersuchung eines Toten und Ausstellung einer vorläufigen Todesbescheinigung gemäß landesrechtlicher Bestimmungen, ggf. einschließlich Aktenstudium und Einholung von Auskünften bei Angehörigen, vorbehandelnden Ärzten, Krankenhäusern und Pflegediensten (Dauer mindestens 20 Minuten), ggf. einschließlich Aufsuchen (vorläufige Leichenschau). Dauert die Leistung nach Nr. 100 weniger als 20 Minuten (ohne Aufsuchen), mindestens aber 10 Minuten, sind 60 % der Gebühr zu berechnen.	1896	110,51
101	Eingehende Untersuchung eines Toten und Ausstellung einer Todesbescheinigung, einschließlich Angaben zu Todesart und Todesursache gemäß landesrechtlicher Bestimmungen, ggf. einschließlich Aktenstudium und Einholung von Auskünften bei Angehörigen, vorbehandelnden Ärzten, Krankenhäusern und Pflegediensten (Dauer mindestens 40 Minuten), ggf. einschließlich Aufsuchen (eingehende Leichenschau). Dauert die Leistung nach Nr. 101 weniger als 40 Minuten (ohne Aufsuchen), mindestens aber 20 Minuten, sind 60 % der Gebühr zu berechnen.	2844	165,77
102	Zuschlag zu den Leistungen nach den Nummern 100 und 101 bei einer Leiche mit einer dem Arzt oder der Ärztin unbekannten Identität und/oder besonderen Todesumständen (zusätzliche Dauer mindestens 10 Minuten)	474	27,63

Zweite Leichenschau

Vor Feuerbestattungen in Krematorien wird eine zweite Leichenschau durchgeführt (sog. „Kremationsleichenschau"). Diese wird durch Ärzte des Gesundheitsamtes, einer beauftragten Einrichtung der Rechtsmedizin oder ein zertifiziertes pathologisches Institut durchgeführt und dient der Freigabe des Leichnams zur Einäscherung. Sinn der zweiten Leichenschau ist die

Überprüfung auf das Vorliegen einer nicht natürlichen Todesursache, bevor es zu einer Verbrennung des Körpers kommt.

Kurz & knapp

Die Tätigkeit der ärztlichen Leichenschau bietet weitere Einkommensmöglichkeiten außerhalb der niedergelassenen Praxistätigkeit.

3.3 Notarzt

Aufgabenspektrum

Die Aufgaben von Notärztinnen und Notärzten im Rettungsdienst lassen sich zusammenfassen in:

- Einschätzung der Schwere eines Krankheitsbildes
- Detektion und sofortige Behandlung beeinträchtigter oder ausgefallener Vitalfunktionen respektive lebensbedrohlicher Krankheitsbilder
- Verhinderung zusätzlicher Schädigungen des Patienten
- Herstellung einer Transportfähigkeit und Sicherstellung eines sicheren und dem Krankheitsbild angepassten zügigen Transports mit dem geeigneten Transportmittel
- Auswahl und Vorabinformation des geeigneten Krankenhauses

Qualifikation

Die Qualifikationsvoraussetzungen für die Tätigkeit als Notarzt sind aufgrund der föderalen Struktur der Bundesrepublik Deutschland auf Landesebene definiert. Damit sind die entsprechenden Landesärztekammern für die fachlichen Ausgestaltungen und die Anforderungen zuständig.

Bis 31.7.2009 konnte die Qualifikation in Form des „Fachkundenachweises Rettungsdienst" erworben werden, für den als Grundlage das (Muster-) Kursbuch Notfallmedizin der Bundesärztekammer in der Fassung vom 20. Januar 2006 galt. Danach wurde die „Zusatzbezeichnung Notfallmedizin" eingeführt.

In den meisten Bundesländern gelten für den Erwerb der Zusatzbezeichnung folgende Voraussetzungen[1]:

- 24 Monate Weiterbildungszeit in der unmittelbaren Patientenversorgung im stationären Bereich und zusätzlich 6 Monate Weiterbildung in Intensivmedizin oder Anästhesiologie oder in der Notaufnahme unter Anleitung eines Weiterbilders
- Teilnahme an einem 80-Stunden-Kurs Weiterbildung in der Notfallmedizin („Notarztkurs")
- anschließend Teilnahme an mindestens 50 Einsätzen unter Anleitung eines verantwortlichen Notarztes, wobei in mindestens 20 Einsätzen notfall- bzw. intensivmedizinisches Handeln im Sinne des Weiterbildungsinhaltes zur Anwendung kommen muss
- erfolgreicher Abschluss eines Prüfungsgespräches

Abrechnung und Vergütung

Die Abrechnung und Vergütung der Notarzttätigkeit ist aufgrund der föderalen Struktur und der unterschiedlichen Regelungen in den einzelnen Bundesländern sehr unterschiedlich: So erhalten die Notärzte beispielsweise in Bayern eigene Abrechnungsnummern über die zuständige Kassenärztliche Vereinigung, während in Baden-Württemberg mit den Trägern des Rettungsdienstes direkt oder indirekt (z. B. über Krankenhäuser) abgerechnet wird. Dementsprechend unterscheiden sich die Vergütungssysteme und die Abrechnungswege bundeslandspezifisch.

Allerdings handelt es sich um Einkünfte aus freiberuflicher Tätigkeit, die außerhalb der Budgetierung erzielt werden und in der individuellen Einkommensteuererklärung zu berücksichtigen sind.

---

[1] Quelle: Bayerisches Ärzteblatt 4/2009 S. 173-174

Sozialversicherungspflicht und Beiträge zur gesetzlichen Unfallversicherung für Notärzte

Eine gewisse Relevanz hatte in den letzten Jahren das Problem der Sozial- und Unfallversicherungspflicht für Notärzte: Nach einigem Hin- und Her wurde durch eine Änderung des Heil- und Hilfsmittelgesetzes 2017 festgelegt, dass **nebenberufliche Notärzte** von Sozialversicherungsbeiträgen und Beiträgen zur gesetzlichen Unfallversicherung befreit sind.

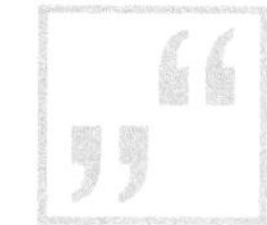

„Einnahmen aus Tätigkeiten als Notärztin oder Notarzt im Rettungsdienst sind nicht beitragspflichtig, wenn diese Tätigkeit neben

1. *einer Beschäftigung mit einem Umfang von regelmäßig mindestens 15 Stunden wöchentlich außerhalb des Rettungsdienstes oder*
2. *einer Tätigkeit als zugelassener Vertragsarzt oder Arzt in privater Niederlassung*

ausgeübt werden."[1]

Damit ist die Frage nach Sozialversicherungs- und gesetzlicher Unfallversicherungspflicht für niedergelassene Ärzte, die nebenberuflich im Notarztdienst tätig sind, eindeutig geklärt.

Wie bei allen Tätigkeiten neben dem Praxisbetrieb in eigener Niederlassung üblich, gilt die Regelung aus der Zulassungsverordnung für Ärzte, dass die Nebentätigkeit den vorgeschriebenen Umfang der Sprechstunden für Patienten nicht beeinträchtigen darf.

Kurz & knapp

Die Tätigkeit als Notärztin oder Notarzt kann neben der Praxis ein lukratives und anspruchsvolles freiberufliches ärztliches Engagement darstellen.

[1] Quelle: Heil- und Hilfsmittelversorgungsgesetz – HHVG im Bundesgesetzblatt vom 10. April 2017

3.4 Rückholtransporte

Wer zeitlich flexibel ist und spontan reagieren kann, hat die Möglichkeit, bei Rückholtransporten mitzuwirken. Rückholtransporte können bodengebunden mittels Rettungswagen oder auch per Flugzeug als arztbegleiteter Linienflug bzw. mit einem speziellen Flugrettungsmittel wie Ambulanzjet oder Hubschrauber durchgeführt werden.

Es sind mehrere private wie auch gemeinnützige Unternehmen als Anbieter dieser Dienstleistung in Deutschland tätig[1], z. B.

- EMS Ambulance B.V. (Niederlassung in Deutschland)
- MedCareProfessional GmbH
- Vendana GmbH
- Rettungsdienst-Kooperation in Schleswig-Holstein gGmbH
- Deutsches Rotes Kreuz e.V.
- ADAC Versicherung AG
- DRF Stiftung Luftrettung gemeinnützige AG

Unabdingbare Voraussetzung für eine Tätigkeit im (internationalen) Rückholwesen ist neben der fachlichen Kompetenz auch eine hohe Flexibilität in der Zusammenarbeit mit immer neu zusammengestellten Teams, Fremdsprachenkenntnisse und die Fähigkeit, sich in anderen medizinischen Umgebungen und Systemen rasch zurecht zu finden.

Verlegungstransporte

Ein weiteres Tätigkeitsfeld stellt die Begleitung von (Intensiv-) Verlegungstransporten zwischen Kliniken dar, die i. d. R. über Rettungsdienstorganisationen durchgeführt werden. Da der Personalmangel in den Krankenhäusern zu einer Verknappung an Ärztinnen und Ärzten führt und der reguläre Notarzt für Verlegungstransporte nicht eingesetzt werden kann, besteht hier ein deutlicher Bedarf an entsprechend qualifizierten Ärztinnen und Ärzten. Informationen hierzu erhält man von den die Ret-

[1] Auswahl – ohne Anspruch auf Vollständigkeit

tungsdienste bzw. Krankentransporte ausführenden Organisationen vor Ort.

Sowohl die bei Rückholtransporten wie auch die bei Verlegungstransporten erwirtschafteten Honorare stellen Einnahmen außerhalb der Praxistätigkeit dar und müssen über die private Einkommensteuererklärung als Einnahmen aus freiberuflicher Tätigkeit berücksichtigt werden. Angefallene Fahrtkosten und Verpflegungspauschalen sowie selbst beschaffte Arbeitsmittel und Fachliteratur können im Gegenzug steuerlich geltend gemacht werden.

3.5 Gutachten

Das Spektrum für gutachterliche Tätigkeiten ist weit und in vielen Bereichen möglich. So können bei der Einstufung der Pflegebedürftigkeit, im Rahmen von sozialgerichtlichen Auseinandersetzungen, bei Fragen der Berentung oder bei Versicherungsgutachten qualifizierte ärztliche Stellungnahmen benötigt werden.

Auftraggeber für Gutachter (= medizinische Sachverständige) können somit Gerichte, Versicherer, Berufsgenossenschaften, Rechtsanwälte oder auch Privatpersonen sein. Damit unterstützt die medizinische Begutachtung die Entscheidungen von Gerichten und Behörden sowie von sozial- und privatrechtlichen Versicherungsträgern über deren Leistungspflicht.

Anforderungsprofil

Für die Gutachtertätigkeit unabdingbar ist ein Rollenwechsel vom individuellen Behandler zum neutralen und möglichst objektiven Sachverständigen. Zusätzlich muss ein Gutachter, um ein sachgerechtes, den Beweisregeln der Rechtsordnung genügendes ärztliches Gutachten erstellen zu können, über solide fachmedizinische Kenntnisse und über versicherungsrechtliche Grundkenntnisse verfügen.

Einige Ärztekammern haben Register über in ihrem Zuständigkeitsbereich tätige Gutachter erstellt, wie beispielsweise die ÄK Nordrhein, in denen gutachterlich tätige Kolleginnen und Kollegen freiwillig öffentliche Angaben über Art und Umfang ihrer gutachterlichen Tätigkeit zur Verfügung stellen und sich im Rahmen einer Selbstverpflichtung zur Einhaltung von Qualitätsvorgaben bei der Gutachtertätigkeit bereiterklären.

Curriculum der Bundesärztekammer

Um die Qualität der ärztlichen Begutachtung zu sichern, hat die Bundesärztekammer ein Curriculum veröffentlicht, das in drei Modulen wesentliche Inhalte ärztlicher Begutachtung im Rahmen einer 64-stündigen Fortbildung definiert. In diesem Curriculum werden auch fachspezifische Besonderheiten der gutachterlichen Tätigkeit vermittelt.

Es existiert auch eine AWMF-Leitlinie „Allgemeine Grundlagen der medizinischen Begutachtung" von den Anforderungen an ärztliche Gutachter bis zur Honorierung nach Stundensätzen in den Honorargruppen M1 (65,- €) bis M3 (100,- €) inklusive hilfreicher Checklisten hinterlegt sind.

Ärzte als Gutachter vor Gericht

Laut Zivilprozessordnung (ZPO) und Strafprozessordnung (StPO) sowie der Berufsordnung (BO) der jeweiligen Landesärztekammer (in Anlehnung an die Muster-Berufsordnung (MBO) der Bundesärztekammer) ist in Deutschland jeder approbierte Arzt verpflichtet, ein Sachverständigengutachten vor Gericht zu erstellen. Analog gilt dies für den approbierten Zahnarzt[1].

Vor Gericht haben medizinische Sachverständige die Aufgabe[2], diesem Erkenntnisse der medizinischen Wissenschaft und der klinischen Praxis zu erläutern, soweit notwendig auch

---

1 https://de.wikipedia.org/wiki/Medizinischer_Sachverständiger

2 Der Arzt als Gutachter, Dtsch Arztebl 2019; 116(35-36): A-1558 / B-1282 / C-1262

eigene Befunde zu erheben und diese mit den dargebotenen Tatsachen zu medizinischen Schlussfolgerungen zu verknüpfen, die dazu geeignet sind, den Streitfall hinsichtlich der aufgeworfenen Fragen zu klären. Dabei soll der Arzt in seiner Funktion als Gutachter auf als gesichert geltende medizinische Erkenntnisse zurückgreifen. Allerdings muss zur Beurteilung, ob zum Beispiel ein Behandlungsfehler vorlag, auf das verfügbare Wissen zum Zeitpunkt der Behandlung abgestellt werden. Die rechtliche Einordnung der Ergebnisse obliegt alleine dem Gericht.

Im sozialrechtlichen Kontext dienen medizinische Gutachten zur Feststellung sozialrechtlicher Leistungsansprüche, wie Renten-, Pflege- oder Krankengeldansprüchen.

Kurz & knapp

Gutachten und die damit verbundene Tätigkeit als medizinischer Sachverständiger sind somit Tätigkeiten außerhalb der Niederlassung. Die damit verbundenen Honorarerlöse sind bei der persönlichen Einkommensteuererklärung zu berücksichtigen.

3.6 Vorträge

Ärztinnen und Ärzte mit besonderen Qualifikationen und Kenntnissen werden auch gerne als Referenten für Vorträge und Seminare gebucht.

Auftraggeber können ärztliche Berufsverbände, Ärztekammern, Pharmafirmen oder Hersteller von Medizinprodukten sein, die gegen eine vorher ausgehandelte Vergütung, meist mit zusätzlicher Erstattung von Reise- und Übernachtungskosten, die ärztlichen Referentinnen buchen.

Das Spektrum reicht von der Vermittlung neuer Diagnose- und Therapiemethoden, Patientenseminaren und Medikamentenvorstellungen für Fachkreise bis hin zu Hands-on-Workshops, z. B. im Bereich neuer Untersuchungs- und Behandlungsmethoden wie Ultraschalldiagnostik.

Die Vergütung kann in Stunden- oder Tagessätzen erfolgen und schließt natürlich die Vorbereitung der Vorträge und die Erstellung entsprechender Präsentationsunterlagen, wie beispielsweise MS PowerPoint, schriftliche Seminarunterlagen und Hand-outs mit ein.

So attraktiv die Referententätigkeit auf den ersten Blick erscheint, so sollte auch das Bewusstsein dafür vorhanden sein, dass es einen nicht unerheblichen Vorbereitungsaufwand bedarf, um eine auf die jeweilige Zielgruppe im Auditorium abgestimmte gute Präsentation auf aktuellem Stand zu erstellen. Hier sind neben der Sach- und Fachkenntnis auch didaktische Fähigkeiten und kommunikative Kompetenzen gefordert.

3.7 Lehrtätigkeiten

Aufgrund der umfassenden medizinischen Ausbildung sind Ärztinnen und Ärzte mit didaktischen Fähigkeiten bei Bildungsträgern als Lehrpersonen sehr begehrt. Dies kann im Rahmen der Ausbildung von Gesundheits- und Krankenpflegekräften, in der Altenpflege, an Schulen für Physiotherapeuten oder Heilpraktikern oder auch an Hochschulen ausgeübt werden.

Gerade für die Vielfalt an neuen Gesundheitsberufen, wie Physician Assistants (PA), Operationstechnische Assistenten (OTA) und Anästhesietechnische Assistenten (ATA) oder auch die Ausbildung von Medizinischen Fachangestellten (MFA) oder Notfallsanitätern ist ärztliches Know-how vonnöten.

Die Vergütung ist unterschiedlich und kann zwischen 30 € bis zu 60 € pro Unterrichtseinheit (meist 45 Minuten) schwanken.

Für die ersten Unterrichtseinheiten ist sicherlich ein erheblicher Vorbereitungsaufwand notwendig, der in keinem Verhältnis zu der Vergütung steht. Dies wird, wie bei Lehrkräften üblich, spätestens bei der ersten Wiederholung der Lehrinhalte im nächsten Kurs/Semester/Ausbildungsjahrgang jedoch relativiert. Somit kommen Tätigkeiten als Gast- oder Honorardozent an Hochschulen wie auch ordentliche Professuren in Frage.

Kurz & knapp

Wer Spaß an informationsvermittelnden Lehrtätigkeiten hat und in der Lage ist, (komplexe) medizinische Zusammenhänge für nicht-ärztliches Assistenzpersonal verständlich zu vermitteln, kann hier ein sehr befriedigendes Neben- oder Haupttätigkeitsgebiet entwickeln.

3.8 Angestellte Vertragsärzte im Krankenhaus

Die Zulassungsverordnung für Vertragsärzte (Ärzte-ZV) regelt in § 20 Abs. 2, dass Vertragsärzte grundsätzlich neben ihrer Tätigkeit in eigener Praxis als angestellte Ärzte im Krankenhaus tätig werden dürfen:

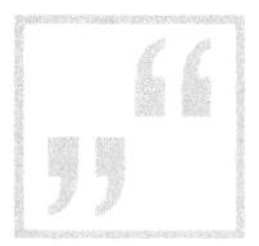

„Für die Ausübung vertragsärztlicher Tätigkeit ist nicht geeignet ein Arzt, der eine ärztliche Tätigkeit ausübt, die ihrem Wesen nach mit der Tätigkeit des Vertragsarztes am Vertragsarztsitz nicht zu vereinbaren ist. Die Tätigkeit in oder die Zusammenarbeit mit einem zugelassenen Krankenhaus nach § 108 des Fünften Buches Sozialgesetzbuch oder einer Vorsorge- oder Rehabilitationseinrichtung nach § 111 des Fünften Buches Sozialgesetzbuch ist mit der Tätigkeit des Vertragsarztes vereinbar."

Es wird hier ausdrücklich auf die Vereinbarkeit mit der Tätigkeit als Vertragsarzt abgehoben, d. h. ein Vertragsarzt darf nur insoweit im Krankenhaus tätig werden, als er weiterhin in ausreichendem Umfang der ambulanten Versorgung zur Verfügung steht.

Das Bundessozialgericht (BSG) hat klargestellt, dass die zeitliche Inanspruchnahme des Zulassungsbewerbers durch ein Beschäftigungsverhältnis grundsätzlich nicht mehr als ein Drittel der üblichen wöchentlichen Arbeitszeit, also ca. 13 Wochenstunden, betragen darf. Weitere Voraussetzungen sind für bereits zugelassene und niedergelassene Vertragsärzte nicht zu erfüllen.

Somit ist geklärt, dass Niedergelassene in einem zeitlichen Umfang von bis zu 13 Wochenstunden am Krankenhaus angestellt sein dürfen. Diese Regelung wird praktisch genutzt, insbesondere auf der Ebene der Chefärzte. So gibt es zugelassene und in eigener Praxis niedergelassene Vertragsärzte, die im Umfang von bis zu 13 Wochenstunden im Krankenhaus als Chefarzt tätig sind.

Am Krankenhaus angestellte Vertragsärzte müssen bei einer vollen Zulassung nach § 19a Abs. 1 Ärzte-ZV an ihrem Vertragsarztsitz den Patienten persönlich mindestens 20 Stunden wöchentlich in Form von Sprechstunden zur Verfügung stehen (§ 17 Abs. 1a Satz 1 BMV-Ä). Bei einer Teilniederlassung nach § 19a Abs. 2 Ärzte-ZV sind mindestens 10 Stunden vorgeschrieben (§ 17 Abs. 1a Satz 2 BMV-Ä).

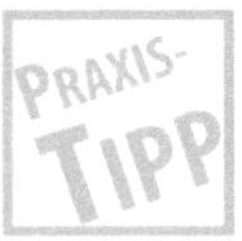

Damit eröffnet sich für zugelassene Vertragsärzte die Möglichkeit, neben ihrer Praxistätigkeit an Krankenhäusern tätig zu werden und damit Einkünfte sowohl aus der ambulanten Versorgung (Praxis) wie auch einem Anstellungsverhältnis im Krankenhaus zu beziehen.

Nach der Ärztestatistik der Bundesärztekammer 2019 wird diese Möglichkeit der gleichzeitigen Tätigkeit in eigener Praxis und in der Klinik tätig zu werden (je nach Facharztrichtung) unterschiedlich genutzt *(Tab. 14)*.

Tab. 14: Gleichzeitige Tätigkeit in Klinik und Praxis (eigene Darstellung nach Daten der Ärztestatistik der Bundesärztekammer 2019)

Fachgebiet	gleichzeitig in Klinik und Praxis tätige Ärzte
Allgemeinmedizin	28
Anästhesiologie	77
Augenheilkunde	15
Chirurgie	109
Frauenheilkunde und Geburtshilfe	179
HNO	21
Innere Medizin	169
Kinder- und Jugendmedizin	90
Nervenheilkunde	6
Neurochirurgie	10
Neurologie	34
Physikalische und Rehabilitative Medizin	5
Psychiatrie und Psychotherapie	41
Psychosomatik	14
Radiologie	52
Urologie	17

Die Kombination aus freiberuflicher/niedergelassener Tätigkeit und einem (außertariflichen) Anstellungsverhältnis an einer Klinik kann neben der fachlichen Betrachtung auch finanziell interessant sein, da sich aus der Anstellung ein monatlich kalkulierbares Gehalt ergibt, während die Honorare aus der kassenärztlichen Tätigkeit quartalsweisen Schwankungen unterliegen.

Kurz & knapp

Der Vorteil ergibt sich somit aus zwei finanziellen Standbeinen, dem steht ein erhöhter Organisations- und Koordinationsaufwand gegenüber.

3.9 Schiffsarzt

Falls Sie als niedergelassener Arzt, fit for duty im Ruhestand oder aus anderen Gründen über freie Kapazitäten verfügen oder nach neuen Herausforderungen suchen sowie Abwechslung aus dem Praxisalltag anstreben, kommt auch eine Tätigkeit als Schiffsarzt in Frage. Das Seearbeitsübereinkommen schreibt vor, dass bei Schiffen mit mehr als 100 Personen an Bord und Fahrten über mehr als drei Tage ein Schiffsarzt an Bord sein muss.

Die Heuer

Die Vergütung (Heuer) für die Tätigkeit als Schiffsarzt ist sehr unterschiedlich und abhängig vom Einsatz und der Reederei. So beginnt die Heuer als Juniordoktor auf einem Kreuzfahrtschiff mit mehreren tausend Mann Besatzung bei 7 500,- Euro, und steigt als Seniordoktor auf 8 500,- bis 10 000 Euro pro Monat[1].

Auf kleinen Kreuzfahrtschiffen kann auch gemäß der Gebührenordnung für Ärzte (GOÄ) abgerechnet werden. Zusätzlich ist ab „Seniordoktorstatus" die kostenfreie Mitnahme einer Begleitperson möglich. Bei privaten Segelgruppen ist es üblich, dass Schiffsärzte den Segeltörn sowie Kost und Logis erhalten (Arzt gegen Koje).

Aufgabengebiete

Schiffsärzte stellen die medizinische Versorgung an Bord von Schiffen im zivilen und militärischen Bereich sicher und tragen Verantwortung für die Einhaltung der Hygiene- und Sicherheitsvorschriften.

Das Spektrum der zu behandelnden Erkrankungen an Bord eines Schiffes ist breit gefächert und natürlich abhängig von der meist internationalen Zusammensetzung von Mannschaft und Passagieren. Seekrankheit, Atemwegserkrankungen, Hauter-

[1] Quelle: https://www.schiffsarztboerse.de

krankungen sowie Verletzungen sind häufige Krankheitsbilder. Oft verletzen sich die Passagiere eher an Land, Besatzungsmitglieder an Bord. Daneben sind auch zahnärztliche Behandlungen häufig erforderlich.

Telemedizinische Unterstützung erhalten Schiffsärzte durch die bereits seit 1931 existierende funkärztliche Beratung von Medico Cuxhaven. Heute können mittels verschiedener Systeme EKG-Werte, Bild- und Videomaterial an einen beratenden Arzt übertragen werden. Diese virtuelle Unterstützung erhöht die Effektivität des Schiffsarztes und reduziert das Risiko einer Fehldiagnose. Dies führt nicht nur zu einer Verbesserung der Diagnose bei den Patienten, sondern spart auch Kosten für unnötige Evakuierungen und Rücktransporte für die Betreiber ein.

Schiffsärzte haben auf kleinen Kreuzfahrtschiffen mindestens eine, auf größeren (ab ca. 600 Pax) zwei Nurses zur Unterstützung zur Verfügung.

Qualifikation

Die Qualifikationen von Schiffsärzten werden durch nationale Vorschriften geregelt. Laut der Schiffsbesetzungsverordnung und der Maritime-Medizin-Verordnung kann als Schiffsarzt registriert werden, wer Arzt für Allgemeinmedizin, Anästhesiologie, Chirurgie oder Innere Medizin ist, über die Zusatzbezeichnung „Notfallmedizin" oder den Fachkundenachweis „Rettungsmedizin" verfügt, mindestens vier Wochen praktische Erfahrungen auf einem Seeschiff hat und nachweist, dass er/sie auf einem Kauffahrteischiff unter deutscher Flagge tätig ist oder werden wird (Nachweis durch Heuervertrag).

Zuständiger Unfallversicherungsträger ist die BG für Transport und Verkehrswirtschaft.

Fachgebiet Maritime Medizin

Zur Maritimen Medizin als ein klinisches und interdisziplinäres Fach der Humanmedizin gehören die Schwerpunkte der

Seefahrergesundheit, der maritimen Notfallmedizin und der maritimen Katastrophenmedizin. Ebenfalls abgebildet werden die Aufgaben und Durchführung von Seediensttauglichkeits-Untersuchungen, medizinische Wiederholungslehrgänge für Kapitäne und nautische Offiziere sowie die telemedizinische Beratung „seegehender" Schiffe.

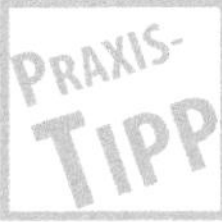

Eine sehr gute und kompakte Zusammenfassung über die Anforderungen an und die Rahmenbedingungen für Schiffsärzte findet sich unter: https://www.ortwin-bitzer.de › Schiffsmedizin-fuer-Kollegen als PDF.

4 Intelligente Nutzung von Technik und Räumlichkeiten

4.1 Apparategemeinschaften

Bei teuren Gerätschaften in der Praxis kann es wirtschaftlich betrachtet sinnvoll sein, diese mit anderen Nutzern zu teilen bzw. anderen Praxen Nutzungsrechte einzuräumen. Verfügt eine Praxis beispielsweise über eine nicht ausgelastete Röntgeneinheit, so kann anderen niedergelassenen Fachärztinnen und Fachärzten die Möglichkeit der Mitnutzung eingeräumt werden, um einen höheren Deckungskostenbeitrag zu erwirtschaften, was wiederum die Rentabilität verbessert. Neben Geräten können auch die notwendigen Räume und das spezialisierte Personal (MFA mit Röntgenschein, RTA) gemeinsam und damit wirtschaftlicher genutzt werden.

Natürlich klingt das einfacher als es ist, da steuerrechtliche (Umsatzsteuerpflicht) und medizin-rechtliche (rechtfertigende Indikation), sozialrechtliche (Abrechnungsbetrug) sowie strafrechtliche (Bestechlichkeit und Bestechung) Belange tangiert werden können.

Laut Definition sind Apparategemeinschaften Leistungserbringungsgemeinschaften bei gerätebezogenen Untersuchungsleistungen und damit eine Sonder- bzw. Unterform der Praxisgemeinschaft. Es handelt es sich damit um **partielle Praxisgemeinschaften**, bei denen sich Ärzte zur gemeinsamen Nutzung medizinisch-technischer Einrichtungen und Geräte zusammenschließen.

Dies kann bis zur Laborgemeinschaft ausgeweitet werden. Bei dieser handelt es sich um einen Zusammenschluss zur gemeinsamen Nutzung von Laboreinrichtungen außerhalb der eigenen Praxis zwecks Erbringung der in der eigenen Praxis anfallenden Laboruntersuchungen (allerdings beschränkt auf

Allgemein-/Basislaborleistungen nach M-I und M-II GOÄ beziehungsweise O-I und O-II EBM).

Möglichkeiten für Apparategemeinschaften ergeben sich in der Sonografie, bei bildgebenden Verfahren (Röntgen, MRT, CT) oder auch bei Langzeit-EKG-Untersuchungen.

Wichtige Kriterien für Apparategemeinschaften

- Anzeigepflicht bei der Kassenärztlichen Vereinigung
  Die Zulassungsverordnung[1] schreibt vor, dass berufsrechtlich betrachtet jeder beteiligte Arzt den Zusammenschluss der zuständigen Ärztekammer und der Kassenärztlichen Vereinigung beziehungsweise der Kassenzahnärztlichen Vereinigung anzuzeigen hat. Dies erfolgt durch Meldung bei der zuständigen KV, die im Normalfall auch die entsprechenden Formulare auf den Internetseiten zur Verfügung stellt.
- Persönliche Leistungserbringung
  Es gilt auch im Fall einer Apparategemeinschaft bei gerätebezogenen Untersuchungsleistungen der Grundsatz der persönlichen Leistungserbringung.
- Kostenerstattung – keine Gewinnerzielungsabsicht
  Es handelt sich um reine Kostenteilungsgemeinschaften, ohne dass gemeinsame Umsätze bzw. Einnahmen erwirtschaftet werden und vor allem ohne Gewinnerzielungsabsicht.
- Steuerpflicht
  Aus steuerrechtlicher Sicht ist eine Apparategemeinschaft nach § 4 Nr. 14 Buchstabe a UStG nicht umsatzsteuerpflichtig. Hierbei kommt es jedoch auf die konkrete Ausgestaltung der gemeinschaftlichen Leistungserbringung an. Mit dem Jahressteuergesetz 2009 wurde die Umsatzsteuerbefreiung ärztlicher Gemeinschaftseinrichtungen wie Praxisgemeinschaften, Apparategemeinschaften und Laborgemeinschaften neu geregelt. Wesentliche Punkte sind dabei, dass diese Regelung auf Krankenhäuser ausgeweitet wurde und die

---

[1] § 18 Abs. 6 MBO-Ä, § 33 Abs. 1 Zulassungsverordnung für Vertragsärzte/Ärzte-ZV

Einschränkung, dass die Apparategemeinschaften von ihren Mitgliedern lediglich die genaue Erstattung des jeweiligen Anteils an den gemeinsamen Kosten fordern dürfen.

Daher wird an dieser Stelle eine Abstimmung mit einem in diesem Bereich kompetenten Steuerberater und bei der vertraglichen Gestaltung das Hinzuziehen eines Rechtsanwaltes mit Qualifikationen im Medizinrecht empfohlen. Wesentlich ist eine echte Kostenumlage ohne Gewinnerzielungsabsicht. Es ist jedoch keine detaillierte Kostenstellenrechnung gefordert, sondern es reicht ein pauschalierender Verteilungsschlüssel für die Kosten der Inanspruchnahme.

4.2 Praxisgemeinschaften – Teilgemeinschaftspraxen

4.2.1 Praxisgemeinschaften

Praxisgemeinschaften sind Zusammenschlüsse von Ärzten und/oder Psychotherapeuten, die Räume, Geräte und Personal gemeinsam nutzen. Dabei bleibt jede Praxis wirtschaftlich und sozialrechtlich selbständig, es erfolgt keine gemeinsame Berufsausübung im engeren Sinne.

Der wirtschaftliche Vorteil dieses Modells liegt hauptsächlich in der Teilung von Kosten durch gemeinsam genutztes Personal, Räume, Apparate und Einrichtung. Damit erfolgt die Zusammenarbeit der Ärzte auf Grundlage einer gesellschaftsrechtlichen Vereinbarung, in der Regelungen über Anschaffungen, Gerätewartungen, Verantwortlichkeiten, Haftungsfragen und die Kostenteilung zu treffen sind.

Da es sich nicht um ein sozialrechtliches Konstrukt nach SGB V handelt, muss die Praxisgemeinschaft zwar der zuständigen KV angezeigt werden, ist aber nicht durch den Zulassungsausschuss genehmigungspflichtig.

Merkmale einer Praxisgemeinschaft sind somit[1]:

- keine gemeinsame Berufsausübung, eigener Patientenstamm
- gemeinsame Nutzung von Räumen, Einrichtung, Personal
- wirtschaftlich getrennt, jeder Arzt rechnet seine Leistungen selbst ab
- hohe Eigenständigkeit, Sprechzeiten und Urlaub legt jeder Arzt selbst fest
- Anzeigepflicht gegenüber der KV, Genehmigung nicht erforderlich

Die gegenseitige Vertretung ist bei gleicher Fachrichtung möglich. Beachtet werden muss jedoch, dass eine Patientenidentität über 20 % in einer Praxisgemeinschaft als ein Anhaltspunkt für eine gemeinsame Praxisführung und damit als eine Berufsausübungsgemeinschaft analog zu einer Gemeinschaftspraxis betrachtet wird.

Damit bietet eine Praxisgemeinschaft die Möglichkeit, eine optimale Ausnutzung der vorhandenen Ressourcen zu ermöglichen und durch eine bessere apparativ-medizintechnische Ausstattung und Höherqualifizierung des nicht-ärztlichen Assistenzpersonals eine attraktivere Position im Markt zu erreichen.

Die Kostenaufteilung für gemeinsam genutzte Ressourcen ist in einem gesellschaftsrechtlichen Vertrag zu regeln, um spätere Unstimmigkeiten zu vermeiden.

Ein weiterer Vorteil der Praxisgemeinschaft ist die weiterhin bestehende hohe fachliche und wirtschaftliche Eigenständigkeit der Berufsausübung. Sollte es Friktionen in der Zusammenarbeit geben, kann diese unkompliziert beendet werden und jeder Teilnehmer der Praxisgemeinschaft zukünftig seiner eigenen Wege gehen.

Wenn die Zusammenarbeit auch auf fachlich-menschlicher Ebene funktioniert, ist auch eine Weiterentwicklung in Richtung Gemeinschaftspraxis, Partnerschaftsgesellschaft oder auch Medizinisches Versorgungszentrum denkbar.

---

[1] Quelle: KBV

4.2.2 Praxisnetze als innovative regionale Versorgungsstruktur

Eine weitere Version der ärztlichen Zusammenarbeit ohne Aufgabe der Eigenständigkeit wird durch die Bildung eines Praxisnetzes ermöglicht.

Bei Praxisnetzen ist die Zusammenarbeit nicht nur auf Haus- und Fachärzte sowie Psychotherapeuten beschränkt, sondern es kann auch zur Verbesserung der lokalen Versorgung über die Sektoren hinweg erweitert werden, wie Krankenhäuser oder andere stationäre Einrichtungen des Gesundheitswesens.

Grundgedanke für Praxisnetze ist die kooperative Versorgung. Laut Angaben der Kassenärztlichen Bundesvereinigung sind in Deutschland aktuell mehrere hundert Gesundheitsnetze registriert.

Die Netzlandschaft ist sehr unterschiedlich und reicht von niedrigschwelligen gemeinsamen Qualitätszirkeln über Einkaufsgemeinschaften und Genossenschaften bis zu komplexen indikationsbezogenen Praxisnetzen.

Über den § 87b des SGB V können Netze finanziell gefördert werden. Die KBV hat bundesweite Rahmenvorgaben entwickelt, die als Grundlage für regionale KV-Richtlinien gelten. Gesonderte Vergütungsregelungen wurden mit dem GKV-Versorgungsstärkungsgesetz 2015 für Praxisnetze geschaffen.

Merkmale von Praxisnetzen sind nach KBV (eigene Darstellung nach KBV):

- Tätigkeitsort:
  zusammenhängendes Gebiet, kein zentraler Standort, wohnortnahe Versorgung
- Art der Kooperation:
  Kooperation zwischen Vertragsärzten, Psychotherapeuten und auch anderen Gesundheitsberufen aus dem ambulanten und/oder stationären Bereich, ein schriftlicher Vertrag regelt die Zusammenarbeit

- Vorteile:
  fachlicher Austausch mit Kollegen, sektorenübergreifende Zusammenarbeit, zum Beispiel mit Krankenhäusern und Pflegeheimen, abgestimmte Patientenversorgung, einheitliche Qualitätsstandards, hohe Patientenzufriedenheit
- Struktur:
  gemeinsames Management, eine Geschäftsstelle, keine gemeinsame KV-Abrechnung
- Bekanntgabe:
  Anzeige als Praxisverbund bei der zuständigen Landesärztekammer, keine Genehmigung durch Zulassungsausschuss erforderlich
- Anerkennung:
  Anerkennung als besonders förderungswürdiges Praxisnetz möglich, Anforderungen in KBV-Rahmenvorgabe, und KV-Richtlinien geregelt, Antragstellung bei der KV
- Rechtsform:
  Personengesellschaft, eingetragene Genossenschaft, eingetragener Verein oder Gesellschaft mit beschränkter Haftung (GmbH)

Ein professionelles Netzmanagement (intern oder extern besetzt) kümmert sich darum, dass im Praxisnetz alles reibungslos läuft, übernimmt administrative Tätigkeiten, wie Gespräche mit KVen und Krankenkassen führen, die Einhaltung der Qualitätsstandards einfordern, für perfekte Außendarstellung sorgen usw.

Solche Managementstrukturen, zu der auch eine Geschäftsstelle und ein Geschäftsführer gehören, sind u. a. auch Voraussetzung für die Anerkennung und Förderung von Praxisnetzen.

Damit eröffnen sich für Praxisnetze auch Möglichkeiten, wie das Verhandeln und Anschließen von integrierten Versorgungsverträgen (besondere Versorgung) oder die gemeinsame Einstellung von entlastenden Versorgungsassistentinnen (EVAs) oder ärztlichen Patenschaften für die Pflegeheimversorgung oder auch Antragsstellung beim Innovationsfonds für Neuentwicklungen in der Versorgung, die später in die Routineversorgung übernommen werden können.

Um in den Genuss einer finanziellen Förderung zu kommen, müssen Praxisnetze mindestens drei Jahre bestehen und definierte Struktur- und Qualitätsanforderungen erfüllen.

Es sind drei Stufen der Netzentwicklung möglich:

- Basis-Stufe
- Stufe I und
- Stufe II

die sich nach ihren Strukturanforderungen beispielsweise im Bereich Patientensicherheit, Therapiekoordination/Kontinuität der Versorgung, Informierter Entscheidungsfindung und Barrierefreiheit unterscheiden.

Grundsätzlich sind für Praxisnetze folgende Anforderungen zu erfüllen:

- Strukturanforderungen (Größe mind. 20, aber nicht mehr als 100 teilnehmende Praxen), interdisziplinäre Ausrichtung (mind. 3 Fachgruppen und zwingend Hausärzte), zusammenhängendes Versorgungsgebiet, um wohnortnahe Versorgungskonzepte umzusetzen
- Versorgungsziele sind dabei:
  Patientenzentrierung, kooperative Berufsausübung, verbesserte Effizienz und Prozessoptimierung

Als Paradebeispiel für ein Praxisnetz wird immer wieder das Netz „Gesundes Kinzigtal GmbH" genannt (https://www.gesundes-kinzigtal.de). Dieses Praxisnetz befindet sich im Ortenaukreis in Baden-Württemberg und umfasst 42 Praxen mit insgesamt 59 Ärzten und Psychotherapeuten. Als Kooperationspartner werden u. a. Krankenhäuser und Pflegeheime genannt.

Einen Überblick über anerkannte Praxisnetze bietet
https://www.kbv.de/html/18491.php

Die Finanzierung der Praxisnetze erfolgt über die Regelungen im § 87b SGB V und muss im Honorarverteilungsmaßstab der KVen gesondert berücksichtigt werden.

4.2.3 Teilgemeinschaftspraxen[1]

Eine Teilgemeinschaftspraxis ist eine Berufsausübungsgemeinschaft, die sich auf bestimmte Leistungen bezieht.

Modelle einer solchen Zusammenarbeit können sein[2]:

- Urologen und Kinderärzte zur gemeinsamen Behandlung kinderurologischer Erkrankungen
- Kinderärzte und Kardiologen zur Behandlung von Kindern mit Herzfehlern
- Gynäkologen und Onkologen zur gemeinsamen Behandlung von Krebspatienten
- Gynäkologen und (Plastische) Chirurgen zur gemeinsamen Durchführung z. B. von Genitaloperationen
- konservativ tätige Gynäkologen und operativ tätige Gynäkologen zur gemeinsamen postoperativen Nachsorge
- operativ tätige Gynäkologen zur gemeinsamen Durchführung bestimmter Operationen

Eine Teilgemeinschaftspraxis bedarf der Zulassung durch den Zulassungsausschuss und kann jede Rechtsform wählen, die einer BAG offen steht (d. h. Personengesellschaften wie die Gesellschaft bürgerlichen Rechts oder Partnerschaftsgesellschaft).

Genehmigungsfähig sind nach einem Urteil des BSG[3] allerdings nur Kooperationen, in denen die beteiligten Leistungserbringer einen Teil ihres Leistungsangebots in die Teil-BAG einbringen und im Übrigen ihre vertragsärztliche Tätigkeit eigenständig weiter ausüben (§ 33 Abs. 2 Satz 3 Ärzte-ZV). Daher ist dem Zulassungsausschuss anzugeben, welche Leistungen von den Mitgliedern der Teilgemeinschaft gemeinsam erbracht werden, um dies vom restlichen Leistungsportfolio der eigenen Praxis abzugrenzen.

---

1 Auch als Teil-BAG (Berufsausübungsgemeinschaft) bezeichnet

2 Quelle: Rechtsanwalt Dr. Alexander Böck, https://www.boeck-law.de/arztliche-kooperationsformen-nach-geltendem-recht-4/, Seitenabruf 01.09.2020

3 BSG, Urteil vom 25. März 2015, Az.: B 6 KA 24/14 R Quelle: Deutsches Ärzteblatt | Jg. 112 | Heft 43 | 23. Oktober 2015, Seite A 1754

Entscheidend ist die vertragsrechtliche Gestaltung in Form eines Gesellschaftsvertrages, der die Verteilung der Kosten und Erlöse auf die Partner exakt definiert. Keinesfalls darf das Verbot der „Überweisung gegen Entgelt" durch Kickback-Systeme oder Provisionsmodelle unterlaufen werden.

Kurz & knapp

Der Aufbau oder die Teilnahme an einem Praxisnetz bietet neben der Verbesserung der Versorgungsqualität für die Patienten auch für die Praxis potenzielle finanzielle Vorteile und fördert den kollegialen Austausch.

Teilgemeinschaftspraxen sind ein gutes Mittel, um komplexe Leistungen für Patienten zu erbringen und diese nach dem wirtschaftlich und medizinisch verfolgten Zweck rechtlich abzusichern.

Das Leistungsspektrum der eigenen Praxis kann erweitert und die Attraktivität für Patienten und Zuweiser erhöht werden.

4.3 Filialpraxen in unterversorgten Bereichen

Der Ärztemangel vor allem im ländlichen Bereich und bei Allgemeinmedizinern macht sich zwischenzeitlich auf allen Ebenen (Nachfolgersuche, Kommunen, Kassenärztliche Vereinigungen und Politik) bemerkbar.

Nicht nur die Kassenärztlichen Vereinigungen versuchen „alle Register" zu ziehen, um niederlassungswillige Kolleginnen und Kollegen für Praxisnachfolgen oder sogar Praxisneugründungen in zwischenzeitlich unterversorgten Bereichen zu gewinnen, auch die betroffenen Kommunen fangen damit an, vielfältige Unterstützungsleistungen zu entwerfen, um einem manifesten oder drohenden Mangel besonders an Hausärzten entgegenzuwirken.

Der Hintergrund dieser Dynamik liegt auch an dem Sicherstellungsauftrag für die ambulante medizinische Versorgung, den die KVen innehaben. In den letzten Jahrzehnten waren bei einem Ärzteüberschuss auch die für die Niederlassung zuständigen Zulassungsausschüsse damit beschäftigt, die nachfolgenden Ärztegenerationen vom Arbeitsmarkt fernzuhalten. Der Wind hat sich jedoch gedreht, was mit den Ruhestandsbestrebungen der geburtenstarken Jahrgänge, geänderten Vorstellungen der Work-Life-Balance und der Feminisierung der nachfolgenden Ärztinnengenerationen sowie einer zu geringen Ausbildungsquote im Bereich Allgemeinmedizin nachvollziehbare Ursachen hat.

Die Politik reagiert mit einer Aufstockung der Medizinstudienplätze und Numerus-clausus-freien Landarztquoten im Medizinstudium.

Die KVen unterstützen bereits Medizinstudenten mit Fördergeldern, wenn sie eine Famulatur in unterversorgten Bereichen machen. Für die Niederlassung in Gebieten mit drohender Unterversorgung werden beispielsweise im Gebiet der KV Bayern finanzielle Zuschüsse aus dem Strukturfonds zur Niederlassung von 90 000 € und Zuschüsse zur Errichtung einer Zweigpraxis von bis zu 22 500 € gewährt.

Daneben werden noch gewährt[1]

- Zuschuss zur Beschäftigung eines angestellten Arztes/Psychotherapeuten
  bis zu 4 000 € pro Quartal
- Zuschuss zu den Investitionskosten im Rahmen der Anstellung eines Arztes/Psychotherapeuten
  bis zu 15 000 €
- Zuschuss zur Beschäftigung einer VERAH/Präventionsassistentin/nicht-ärztlichen Praxisassistentin
  bis zu 1 500 €

---

1 https://www.kvb.de/praxis/finanzielle-foerdermoeglichkeiten/

- Zuschuss zur Praxisfortführung über das 63. Lebensjahr hinaus
  bis zu 4 500 €/Quartal
- Weiterbildungsförderung Fachärzte/Ausbildungsförderung Psychotherapeuten
  bis zu 2 400 €/Monat bzw. 15,38 €/Stunde

Diese plötzliche Großzügigkeit kommt nicht von ungefähr, denn gelingt es der zuständigen Kassenärztlichen Vereinigung nicht, eine ausreichende ambulante Versorgung zu ermöglichen, ist sie gesetzlich verpflichtet, KV-Eigenbetriebe zu gründen, die die Versorgung gemäß dem Sicherstellungsauftrag ermöglichen.

Die Finanzierungsbasis für die Zuschussgelder ist im § 105 des SGB V gelegt:

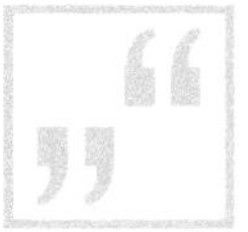

Sozialgesetzbuch (SGB) Fünftes Buch (V) – Gesetzliche Krankenversicherung – (Artikel 1 des Gesetzes v. 20. Dezember 1988, BGBl. I S. 2477)[1]*:*

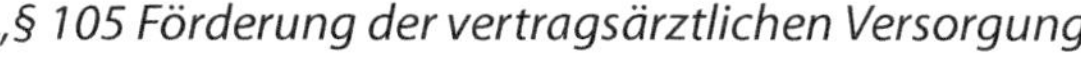

„§ 105 Förderung der vertragsärztlichen Versorgung

(1) Die Kassenärztlichen Vereinigungen haben mit Unterstützung der Kassenärztlichen Bundesvereinigungen entsprechend den Bedarfsplänen alle geeigneten finanziellen und sonstigen Maßnahmen zu ergreifen, um die Sicherstellung der vertragsärztlichen Versorgung zu gewährleisten, zu verbessern oder zu fördern.

(1a) Die Kassenärztliche Vereinigung hat zur Finanzierung von Fördermaßnahmen zur Sicherstellung der vertragsärztlichen Versorgung einen Strukturfonds zu bilden, für den sie mindestens 0,1 Prozent und höchstens 0,2 Prozent der nach § 87a Absatz 3 Satz 1 vereinbarten morbiditätsbedingten Gesamtvergütungen zur Verfügung stellt. Die Landesverbände der Krankenkassen und die Ersatzkassen haben zusätzlich einen Betrag in gleicher Höhe in den Strukturfonds zu entrichten. Mittel des Strukturfonds sollen insbesondere für folgende Maßnahmen verwendet werden:

---

[1] https://www.gesetze-im-internet.de/sgb_5/__105.html, Seitenabruf 28.09.2020

1. *Zuschüsse zu den Investitionskosten bei der Neuniederlassung, bei Praxisübernahmen oder bei der Gründung von Zweigpraxen,*
2. *Zuschläge zur Vergütung und zur Ausbildung,*
3. *Vergabe von Stipendien,*
4. *Förderung von Eigeneinrichtungen nach Absatz 1c und von lokalen Gesundheitszentren für die medizinische Grundversorgung,*
5. *Förderung der Erteilung von Sonderbedarfszulassungen,*
6. *Förderung des freiwilligen Verzichts auf die Zulassung als Vertragsarzt, insbesondere bei Verzicht auf einen Nachbesetzungsantrag nach § 103 Absatz 3a Satz 1, und Entschädigungszahlungen nach § 103 Absatz 3a Satz 13,*
7. *Förderung des Betriebs der Terminservicestellen.*

Es ist sicherzustellen, dass die für den Strukturfonds bereitgestellten Mittel vollständig zur Förderung der Sicherstellung der vertragsärztlichen Versorgung verwendet werden. Die Kassenärztliche Vereinigung erstellt jährlich einen im Internet zu veröffentlichenden Bericht über die Verwendung der Mittel des Strukturfonds.

(1b) Die Kassenärztlichen Vereinigungen, die Landesverbände der Krankenkassen und die Ersatzkassen gemeinsam und einheitlich können vereinbaren, über die Mittel nach Absatz 1a hinaus einen zusätzlichen Betrag zweckgebunden zur Förderung der Sicherstellung der Strukturen des Notdienstes bereitzustellen.

(1c) Die Kassenärztlichen Vereinigungen können eigene Einrichtungen betreiben, die der unmittelbaren medizinischen Versorgung von Versicherten dienen, oder sich an solchen Einrichtungen beteiligen. Die Kassenärztlichen Vereinigungen können die Einrichtungen auch durch Kooperationen untereinander und gemeinsam mit Krankenhäusern sowie in Form von mobilen oder telemedizinischen Versorgungsangebotsformen betreiben. In Gebieten, in denen der Landesausschuss der Ärzte und Krankenkassen nach § 100 Absatz 1 Satz 1 eine ärztliche Unterversorgung festgestellt hat, sind die Kassenärztlichen Vereinigungen nach Ablauf der Frist nach § 100 Absatz 1 Satz 2, spätestens jedoch nach sechs Monaten, zum Betreiben von Einrichtungen verpflichtet. Für die Vergütung der

ärztlichen Leistungen, die in diesen Einrichtungen erbracht werden, sind die Regelungen der §§ 87 bis 87c anzuwenden.

(1d) Die Kassenärztlichen Vereinigungen wirken, sofern Landesrecht dies bestimmt, an der Umsetzung der von Studienplatzbewerbern im Zusammenhang mit der Vergabe des Studienplatzes eingegangenen Verpflichtungen mit.

(2) Die Kassenärztlichen Vereinigungen haben darauf hinzuwirken, dass medizinisch-technische Leistungen, die der Arzt zur Unterstützung seiner Maßnahmen benötigt, wirtschaftlich erbracht werden. Die Kassenärztlichen Vereinigungen sollen ermöglichen, solche Leistungen im Rahmen der vertragsärztlichen Versorgung von Gemeinschaftseinrichtungen der niedergelassenen Ärzte zu beziehen, wenn eine solche Erbringung medizinischen Erfordernissen genügt.

(3) Die Krankenkassen haben der Kassenärztlichen Vereinigung die zusätzlichen Kosten für außerordentliche Maßnahmen, die zur Sicherstellung der vertragsärztlichen Versorgung während des Bestehens einer epidemischen Lage von nationaler Tragweite nach § 5 Absatz 1 des Infektionsschutzgesetzes erforderlich sind, zu erstatten. Die Erstattung hat nur zu erfolgen, soweit die Maßnahme nicht bereits im Haushaltsplan der Kassenärztlichen Vereinigung abgebildet ist oder aus finanziellen Mitteln, die aufgrund von Vereinbarungen und Beschlüssen nach diesem Gesetzbuch von den Krankenkassen gezahlt werden, finanziert wird. Eine Erstattung erfolgt auch dann, wenn die Kosten die Ansätze bei Maßnahmen nach Satz 2 übersteigen.

(4) Hat der Landesausschuss der Ärzte und Krankenkassen eine Feststellung nach § 100 Absatz 1 oder Absatz 3 getroffen, sind von der Kassenärztlichen Vereinigung in diesen Gebieten Sicherstellungszuschläge an bestimmte dort tätige vertragsärztliche Leistungserbringer zu zahlen. Über die Anforderungen, die an die berechtigen vertragsärztlichen Leistungserbringer gestellt werden, und über die Höhe der Sicherstellungszuschläge je berechtigten vertragsärztlichen Leistungserbringer entscheidet der Landesausschuss der Ärzte und Krankenkassen. Die für den Vertragsarzt zuständige

Kassenärztliche Vereinigung und die Krankenkassen, die an diese Kassenärztliche Vereinigung eine Vergütung nach Maßgabe des Gesamtvertrages nach § 83 oder § 87a entrichten, tragen den sich aus Satz 1 ergebenden Zahlbetrag an den Vertragsarzt jeweils zur Hälfte. Über das Nähere zur Aufteilung des auf die Krankenkassen entfallenden Betrages nach Satz 2 auf die einzelnen Krankenkassen entscheidet der Landesausschuss der Ärzte und Krankenkassen.

(5) Kommunen können mit Zustimmung der Kassenärztlichen Vereinigung in begründeten Ausnahmefällen eigene Einrichtungen zur unmittelbaren medizinischen Versorgung der Versicherten betreiben. Ein begründeter Ausnahmefall kann insbesondere dann vorliegen, wenn eine Versorgung auf andere Weise nicht sichergestellt werden kann. Sind die Voraussetzungen nach Satz 1 erfüllt, hat der Zulassungsausschuss die Einrichtung auf Antrag zur Teilnahme an der vertragsärztlichen Versorgung mit angestellten Ärzten, die in das Arztregister eingetragen sind, zu ermächtigen. § 95 Absatz 2 Satz 7 bis 10 gilt entsprechend. In der kommunalen Eigeneinrichtung tätige Ärzte sind bei ihren ärztlichen Entscheidungen nicht an Weisungen von Nichtärzten gebunden."

Dieser § 105 SGB V ist somit in großen Teilen auf die geänderte Versorgungssituation mit dem bedrohlichen Wegbrechen der ambulanten ländlichen Versorgungsstrukturen ausgerichtet.

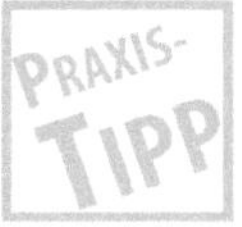

Daher bieten sich Neuniederlassungen in von (drohender) Unterversorgung betroffenen Gebieten an, da hier erhebliche Investitionszuschüsse mobilisierbar sind.

Definition der Unterversorgung

Ein Planungsbereich wird geöffnet (die Niederlassungssperre entfällt), wenn der Versorgungsgrad unter 110 % fällt.

Eine Unterversorgung liegt bei Hausärzten bei einem Versorgungsgrad von < 75 % und bei Fachärzten < 50 % liegt.

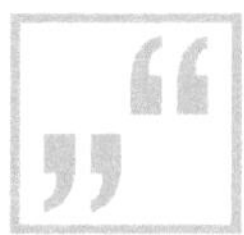

„Der Landesausschuss kann für eine Region eine drohende Unterversorgung aussprechen, falls zwar noch keine manifeste Unter-

versorgung besteht, diese jedoch zum Beispiel aufgrund der Altersstruktur der dort tätigen Ärzte zukünftig zu erwarten ist. Damit ist die Möglichkeit zu Fördermaßnahmen gegeben." [1]

Damit können schon bei drohender und nicht erst bei manifester Unterversorgung Fördergelder bei Neugründungen von Praxen oder dem Betreiben von Filialpraxen in Anspruch genommen werden, wenn weitere Voraussetzungen vorliegen.

Bei drohender Unterversorgung ergeben sich mehrere Förderebenen:

- Anwendung der Strukturfondsregelungen
- Eigeneinrichtungen der KV
- Sicherstellungszuschläge
- Wegfall von Fallzahlbegrenzungen, Verzicht auf Abstaffelungen bei Überschreitung der Mengenbegrenzungen

Zuschuss zur Beschäftigung einer VeraH/ Präventions-assistentin nicht-ärztlichen Praxisassistentin bis zu 1 500 €
Zuschuss zu den Investitionskosten im Rahmen der Anstellung eines Arztes/ Psychotherapeuten bis zu 15 000 €
Zuschuss zur Beschäftigung eines angestellten Arztes/ Psychotherapeuten bis 4 000 € pro Quartal
Zuschuss zur Praxisfortführung über das 63. Lebensjahr hinaus bis zu 4 500 €/Quartal
Weiterbildungs-förderung Fachärzte/ Ausbildungs-förderung Psychotherapeuten bis zu 2 400 €/Monat bzw. 15,38 €/Stunde

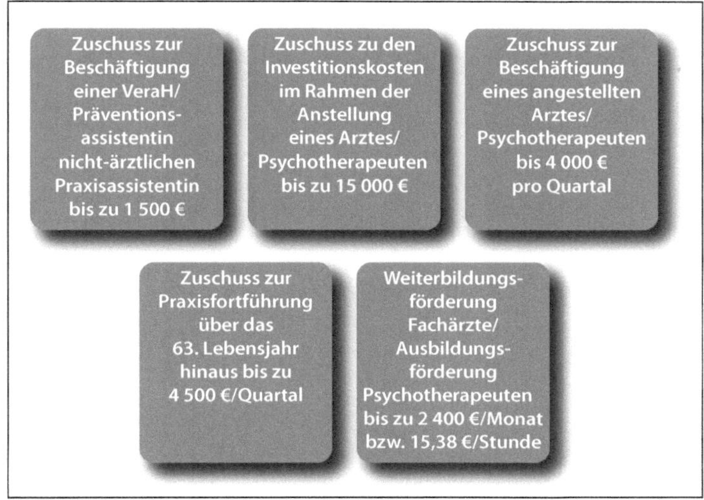

Abb. 10: Strukturfonds (eigene Darstellung nach KV Bayern)

[1] Aus: Die Bedarfsplanung Grundlagen, Instrumente und Umsetzung, KBV, Stand: Januar 2020

5 Anhang

5.1 Abkürzungsverzeichnis

AAA	Arbeitsgemeinschaft zur Regelung der Arbeitsbedingungen der Arzthelferinnen und Medizinischen Fachangestellten
Ärzte-ZV	Zulassungsverordnung für Vertragsärzte
AfA	Abschreibung für Abnutzung
AMD	Altersbedingte Makula-Degeneration
AOK	Allgemeine Ortskrankenkasse
ASV	Ambulante Spezialfachärztliche Versorgung
BAG	Berufsausübungsgemeinschaft
BÄK	Bundesärztekammer
BG	Berufsgenossenschaft
BGB	Bürgerliches Gesetzbuch
BMG	Bundesministerium für Gesundheit
BQS	Bundesgeschäftsstelle Qualitätssicherung gGmbH
BSC	Balanced Score Card
BSG	Bundessozialgericht
BSNR	Betriebsstätten-Nummer
BWA	Betriebswirtschaftliche Auswertung
COBRA	Chronisch obstruktive Bronchitis mit und ohne Emphysem – Ambulantes Schulungsprogramm für COPD-Patienten
COPD	Chronic Obstructive Pulmonary Disease
DMP	Disease Management Programme
DRG	Diagnosis Related Groups, Fallpauschalensystem zur Abrechnung bei stationärer Versorgung im Krankenhaus
EDV	Elektronische Datenverarbeitung

EBM	Einheitlicher Bewertungsmaßstab
EVA	Entlastende Versorgungsassistentin
GBA	Gemeinsamer Bundesausschuss
GKV	Gesetzliche Krankenversicherung
GOP	Gebührenordnungsposition
GuV	Gewinn- und Verlustrechnung
HVM	Honorarverteilungsmaßstab
HZV	Hausarztzentrierte Versorgung
IGeL	Individuelle Gesundheitsleistungen
IGV	Integrierte Versorgung
IK	Institutskennzeichen
KHK	Koronare Herzkrankheit
KV	Kassenärztliche Vereinigung
KBV	Kassenärztliche Bundesvereinigung
KVP	Kontinuierlicher Verbesserungsprozess
KZBV	Kassenzahnärztliche Bundesvereinigung
LANR	Lebenslange Arztnummer
MFA	Medizinische Fachangestellte
MGV	Morbiditätsbedingte Gesamtvergütung (vereinfacht: budgetierte Leistungen)
MVZ	Medizinisches Versorgungszentrum
NäPa	Nicht-ärztliche Praxisassistentin
NASA	Nationales Ambulantes Schulungsprogramm für erwachsene Asthmatiker
PA	Physician Assistant
PDCA	Plan-Do-Check-Act
PFG	Pauschale für die Fachärztliche Grundversorgung
PKV	Private Krankenversicherung
QEP®	Qualität und Entwicklung in Praxen
QZV	Qualifikationsgebundene Zusatzvolumen

RLV	Regelleistungsvolumen
RSB	Richtigstellungsbescheid
SAPV	Spezialisierte Ambulante Palliativversorgung
SGB V	5. Sozialgesetzbuch
SSB	Sprechstundenbedarf
TEP	Totalendoprothese
TV	Tarifvertrag
VE	Verpackungseinheit
VERAH	Versorgungsassistentin in der Hausarztpraxis
VKA	Vereinigung der kommunalen Arbeitgeberverbände
ZA	Zulassungsausschuss
ZVEI	Zentralverband der elektronischen Industrie

5.2 Stichwortverzeichnis